당신을 위한 도시 닥터 처방전

Urban Doctor's Prescription for You

이 책의 일부 자료는 다음과 같은 이전에 출판된 저작에서 발췌한 것이다.

「도시설계에 대한 새로운 접근과 실천」, 연세대학교 출판문화원, 2023

"탄소중립도시로 나아가기 위한 주요 요소들", 「성남아트뷰」, 6+7월호, pp.54~59, 2023.

"탄소 제로와 친환경을 실천한 애플파크와 베이뷰 캠퍼스", 「성남아트뷰」, 2+3월호, pp.62~66, 2023.

"감염병에도 안전한 회복도시 만들기". 조용준(편), 「행복해지려면 도시를 바꿔라」, pp.286~293, 미세움, 2023.

"도시설계지식 생산을 위한 연구와 설계간 협업 중요성", 「한국도시설계학회지」, 제23권 제1호, pp. ⅰ~ⅵ, 2022.

"3기신도시에 적용된 도시건축통합계획과 도시설계", 「한국도시설계학회지」, 제22권 제1호, pp. ⅰ~ⅶ, 2021.

"걷는 사람들의 공간으로 스마트한 도시를 만들다", 연세대학교 공과대학(편), 「공학의 눈으로 미래를 설계하라」, 해냄, pp.51~58, 2019.

"도시재생, 아는 만큼 보이고 아는 만큼 성공한다.", 조용준(편), 「도시재생, 현장에서 답을 찾다」, pp.233~237, 미세움, 2019.

"4차 산업혁명과 스마트시티에 대응하는 도시계획가의 자질과 역량", 「도시계획家」, vol.4 no.2, pp.3~4, 2017.

"친환경적 미래도시주거지조성을 위한 과제", 「그린빌딩」, vol.7 no.1, pp.51~58, 2006.

"도시의 공공공간", 경실련 도시개혁센터(편), 「알기쉬운 도시이야기」, pp.33~59, 한울, 2006.

URBAN DOCTOR'S

당신을 위한

도시 닥터 처방전

이제선 지음

PRESCRIPTION FOR YOU

연세대학교 출판문화원

시작하는 글

인류의 역사는 도시의 변화와 함께하기에 현대도시는 기술 발전과 더불어 인간 생존의 터전인 도시에서의 삶이 더욱 건강하고 행복해질 수 있도록 끊임없는 노력을 하고 있다. 중세 이후 유럽에서의 르네상스는 인간에 대한 근원적 물음 그리고 상업과 무역의 발달로 이전의 도시와는 다른 도시모습과 경제적 부를 축적할 기회를 주었다. 이로 인한 도시 발전은 상업과 자본주의, 더 나아가 서구의 민주주의와 동구의 사회주의를 더욱 발전시켰고 이런 과정에서 도시민의 삶의 질을 높일 수 있는 도시의 물리적 환경에 대해 깊은 고민을 하게 되었다.

역사를 살펴보면 이곳저곳에 다양한 도시가 존재하지만, 인류는 이상도시나 유토피아도시라는 개념으로 그 시대에 도시민들의 일상에서 삶의 질을 높일 수 있는 가장 바람직한 도시 형태와 기능은 어떤 것인지를 끊임없이 제안하거나 실제로 건설하기도 하였다. 고대부터 현대까지 나타난 도시의 역사를 살펴보면 도시 형태와 기능은 끊임없이 변화되어 왔다는 것을 쉽게 알 수 있다. 도시설계학자로서 그동안 신도시, 도시재생 및 도시정비에 대한 연구, 설계 및 사업 과정에 참여하면서 현재 겪고있는 도시의 문제점을 발견하고 이를 개선하기 위한 방안을 탐구하였다. 그런 과정에서 관련된 문헌을 통해 새로운 접근 방법을 탐색하기도 하고 연구를 통해 쓱 와버린 도시환경에 대한 개선과 다가올 미래도시를 위해 어떤 준비를 해야 하는가를 고민해 왔다. 이 책은 이런 내용들을 저자가 20년간 신문, 학회 및 논문 등에 기고한 글을 주제별로 다시 정리하고 새로운 내용은 일부 보탠 결과물이다.

다행히도 그러한 노력이 저자만이 가진 주관적인 생각이 아니라 도시에 관심을 가진 전문가들 즉, 도시 닥터라고 명명할 수 있는 그들도 유사한 고민을 했고 이론, 서적 및 설계(안)을 통해 도시에 대한 그들만의 처방전이 제시되고 있다. 이 책에서 사용되고 있는 도시 닥터와 처방전이라는 단어는 앙리 르페브르(Henri Lefebvre)의 대표 서적인 “도시에 대한 권리(Le droit à la ville, 1967)”에서 병든 도시 사회를 고치는 선한 의지를 가진 사람들을 닥터라고 칭하기도 하고 도시문제를 해결하는 노력을 처방이라는 용어로 사용하였기에 이를 차용했음을 밝힌다.

글 대부분에서는 각각의 주제와 관련된 2개의 처방전이 제시되고 있다. 내용을 정리하면서 과거에 사용된 용어들은 되도록 지금

시점에 사용되는 것들로 변환시켰으며 글의 내용이 다분히 도시에 대한 저자의 개인적 판단일 수 있으며 과거나 현재에는 고려 대상이 될 수 있지만 지속가능한 미래 도시를 위해서는 더는 필요가 없는 내용일 수도 있을 것이다.

이 책은 시작하는 글과 더불어 알아두면 쓸모 있는 몇 가지 도시 용어를 살펴본 후 도시공간을 설계하는데 고려되는 수많은 도시설계이론 중 꼭 필요한 일부를 살펴보았다. 이후 현재 3기신도시 조성, 노후계획도시가 된 1기신도시에 대한 재건축 및 기성시가지와 관련된 도시재생에 대한 생각, 지금 우리에게 쓱 와버린 도시와 곧 다가올 미래도시에 대한 내용 그리고 맺는 글에는 도시설계의 연구와 설계 협업의 중요성, 도시설계이론의 중요성, 설계과정의 중요성 및 지식생산을 위한 필요 노력을 담았다.

이 책은 다음 세대들과 더불어 삶의 질이 높으면서도 행복하고 건강한 도시를 새롭게 만들거나 재구조화하는 작업에 참여하는 사람들이 가지게 되는 고민을 조금이나마 줄여주는 데 도움이 될 수 있기를 기대해 본다. 그리고 각각의 주제에서 제시되고 있는 2개의 처방전인 관련문헌들은 도시를 이해하는 데 커다란 도움이 될 수 있기에 꼼꼼히 읽어보기를 권한다.

차례

1장

알아둘 도시용어

인지지도(Mental Map)

바쁜 도시민들에게 한때 유행했던 자기 집을 떠나 다른 곳에서 한 달 또는 두 달 살기를 의도하지 않았지만, 2021년 1월부터 2월까지 미국 앤아버 미시간 대학을 중심으로 인구 12만 정도가 사는 작은 대학도시인 앤아버에서 2달 살기를 한 적이 있다. 머무는 동안이 겨울임에도 불구하고 낯선 도시에 대한 호기심과 도시를 이해하고 배우려는 열망으로 이곳저곳을 1시간 또는 4시간 이상 걸어 다니다 보니 그곳에서 공부하던 아이보다 그곳 도시를 더 잘 이해하게 되었다.

낯선 도시에 대한 여행계획을 수립하면서 우리가 제일 먼저 하는 것은 무엇일까? 아마도 핸드폰 속 지도를 통해 머물거나 방문할 곳은 어디인지 확인한 후, 점차 반경을 넓혀 추가로 가볼 만한 곳을 표기하고 머무는 동안 이 도시는 어떤 모습인지 그리고 이 도시를 어떻게 잘 즐길 수 있을까를 고민하게 될 것이다. 왜냐하면 낯선 곳에 간다는 것 자체가 심리적으로 스트레스를 유발하기 때문에, 출발 전 일정과 도시 이미지를 머릿속에 그려보면 심적으로 편하기 때문이다. 물론 관광상품으로 해외여행을 한다면 인솔자만 따라다니면 되기에 그런 걱정은 할 필요가 없을 수도 있을 것이다. 머릿

속에서 낯선 곳에 대해 또는 본인이 사는 곳에 대해 도시 이미지를 생성하는 것을 도시설계학자인 케빈 린치(Kevin Lynch)는 "도시의 이미지(The Image of the City, 1960)"를 통해 도시인들은 그들이 사는 도시와 관련하여 인지지도(Mental Map)를 형성한다고 했다. 린치는 사람들은 랜드마크(landmark), 가장자리(edge), 결절점(node), 통로(path) 및 지구(district)라는 5가지 도시구성 요소를 바탕으로 도시를 인지한다고 하였다.

머물면서 도시 이해하기와 관련해 앤아버에서 꽤 흥미 있는 경험을 했는데, 사지 교차로에 면한 도로차선 중 2개 차선에 좌회전 금지 표지판이 있는 것이다. 국내 교차로에서는 대부분 각각의 도로 1차선에 좌회전 표시가 거의 다 있는데 여기서는 어떻게 좌회전을 하라고? 이유인즉슨 한쪽은 교차로에 도달하기 전에 기존 1차선 좌측에 좌회전 차로가 2개 만들어져 있어 직진 차량과 이미 분리된 곳에서 좌회전 신호를 기다리게 한 것이다. 그리고 다른 하나는 바로 좌회전을 하는 것이 아니라 우회전 후 도로 중간에 마련된 유턴 구간을 통해 목적지로 갈 수 있게 한 것으로 교차로에서 좌회전 신호를 주지 않고, 미리 다른 차선을 준 것이다.

한국에서는 한 번도 경험해 보지 않았던 교통체계로, 여기가 낯선 나에게는 이곳에서 운전했다면 우왕좌왕하거나 자칫 사고로 이어질 수 있었기 때문이다. 물론 첨단 기술인 내비게이션이 미리 좌회전 차로로 진입하라고 말을 해주었을 것이라 믿는다.

2019년부터 부동산가격 불안정으로 3기 신도시 건설이 발표되면서 몇몇 신도시들은 지구계획이 고시되자마자 대지 조성도 이루어지지 않았는데도 부동산 불안심리를 잠재우기 위해 사전분양을 진행하기도 했다. 그런데 이러한 새로운 도시들은 누가 만드는 것일까? 도시설계가라 불리는 전문가들이 다른 분야의 전문가 및 공무원과 함께 신도시를 특색있게 설계하지만, 일반인들은 1기 또는 2기 신도시를 돌이켜 볼 때 특징이 없는 똑같은 도시에 사람들이 살게 한다는 비판을 받고 있다.

리처드 윌리엄스(Richard Williams)는 "무엇이 도시의 얼굴을 만드는가(Why Cities Look the Way They Do, 2019)"를 통해 도시는 설계자의 의도에 따라 만들어지는 것이 아니라 인간이 도시에 남긴 자취인 자본, 권력, 성, 노동, 전쟁 및 문화가 도시 얼굴을 만든다고 하였다. 그러나 그것은 도시가 만들어진 후 사람들이 살아가면서 발생한 동인으로, 아무것도 없는 허허벌판에 도시의 용도, 기능 및 형태를 만드는 작업은 도시설계가라 불리는 누군가가 설계할 수밖에 없을 것이다. 도시민들은 일정 부분 설계자의 의도에 따라 만들어진 도시환경에 따라 살아갈 수밖에 없지만, 종국에는 자신들의 방식으로 그들의 도시를 변형해 가면서 살게 된다는, 즉 도시는 사람에게 영향을 주고 사람도 도시에 영향을 주며 도시가 변화해 나간다는 것을 이해할 필요가 있다는 것이다.

필요로 하는 새로운 전자제품이나 공산품을 구매했을 경우 사용방법은 어떻게 알까? MZ나 Zalpha세대들은 유튜브 또는 감각적으로, 그 외 세대는 대부분 동봉되거나 인터넷에 게시된 사용 설명서를 통해 숙지할 것이다. 그러면 앞으로 살게 될 신도시 또는 기성도시를 잘 사용하기 위해서 도시민은 어떻게 해야 할까? 고시가 난 토지이용계획도면 또는 지구단위계획도면을 본다고 이해하기는 어려울 것이다. 가장 쉬운 방법은 핸드폰에 탑재된 지도를 가지고 이곳저곳을 다니면서 오감을 통해 우리 머릿속에서 인지지도를 만들고 활성화시킨다면 파편적으로 보이는 도시 모습과 기능들이 어떻게 연결되어 있는지 총괄적으로 이해하게 될 것이다.

도시설계가들은 도시를 도시민들이 살기 좋고 쉽게 이해되는 도시로 만들어야 하며 도시민은 가능하면 도시의 구석구석을 다니면서 도시공간을 이해한다면 저절로 도시를 더욱 잘 읽을 수 있고 사용할 수 있을 것이다. 이와 더불어 관심 주제와 관련된 도시 서적을 읽어본다면 도시를 이해하는 데 커다란 도움이 될 것이다.

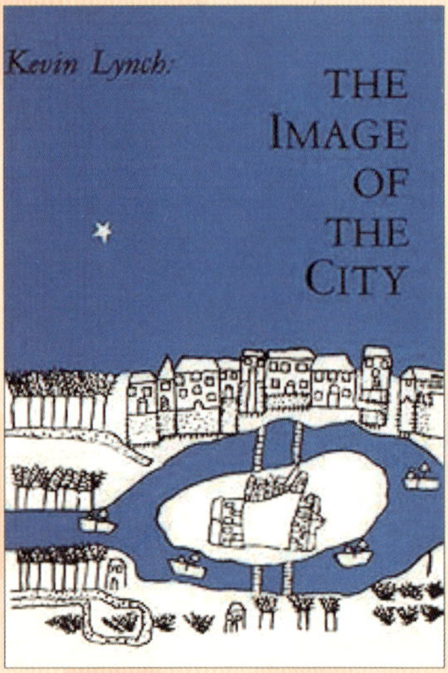
Kevin Lynch:
THE IMAGE OF THE CITY

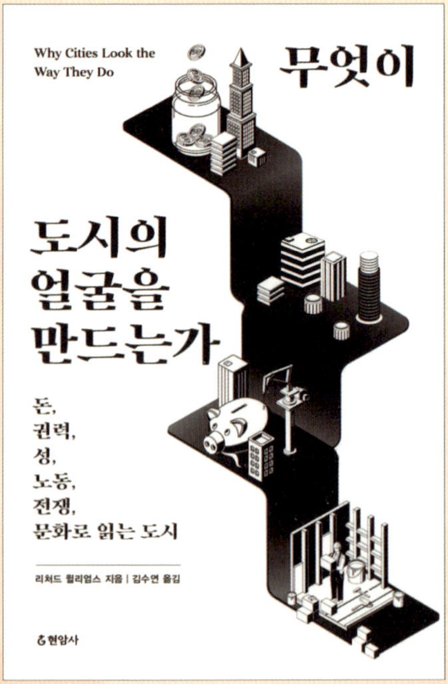
Why Cities Look the Way They Do
무엇이 도시의 얼굴을 만드는가
돈, 권력, 성, 노동, 전쟁, 문화로 읽는 도시
리처드 윌리엄스 지음 | 김수연 옮김
현암사

도심(Downtown)

우리나라에는 2024년 현재 85개의 시가 있고 그중에서 대한민국을 대표하는 도시 한 곳만 추천하라고 요청받는다면 어디를 추천할까? 응답자들은 친숙하면서도 오랫동안 거주한 그들만의 도시를 추천하고 싶겠지만, 아마도 서울이 추천 1순위가 될 것이다. 과거 서울에 지나치게 집중된 입법·사법·행정기능을 다른 곳으로 옮기고 서울은 경제중심도시로 남기려는 노력이 2번이나 있었지만, 서울은 기존 기능을 유지한 채 런던, 파리, 뉴욕, 도쿄 및 북경 등과 같은 세계도시와 당당히 경쟁하는 명실상부한 대한민국의 대표도시가 되고 있다.

그렇다면 서울을 대표하는 공간적 중심은 어디일까? 그곳은 아마도 조선시대 수도였던 한양의 사대문 안쪽에 있는 종로와 중구 일대로, 서울도심이라고 불리는 곳일 것이다. 서울시는 도시계획조례 시행규칙 제16조에서 도심의 범위를 정하고 있는데 "한양도성과 그 주변 지역을 포함하는 지역으로서 별지 도면에서 정한 구역으로 한다"라고 하고 있다. 서울시는 이러한 도심에 대한 중요성을 인식하여 관련된 계획을 수립하여 관리하고 있는데, 서울도심에 대한 최초의 종합계획인 "서울 도심부관리계획"이 2000년에, 청계천 복원에 따라 주변지역 관리를 위한 "도심부 발전계획"이 2004년에, 도심4축 사업 실행을 위한 "도심재창조 종합계획"이 2007년에, 역사문화특성보호와 한양도성까지 확대 및 전면 재정비를 위한 "역사도심 기본계획"이 2015년에 그리고 낙후된 이미지의 서울도심을 과거·현재·미래가 공존하는 우리나라의 대표 공간으로 재탄생시키기 위해 2023년에 "서울도심기본계획"이 수립된 것이다. 그렇다면 "도심(downtown)"이란 단어가 언제부터 사용되었고 그 의미는 무엇인가?

도시의 역사를 살펴보면 도심은 동양권에서 조성된 근대 이전의 도시에서는 사용되지 않았던 용어로 외국에서도 주로 미국에서 사용되었으며, 도심은 도시의 중심부로 한자로는 도심(都心) 영어로는 도심(Downtown)이라고 표기된다. 로버트 포겔슨(Robert Fogelson)의 저서 "Downtown: Its Rise and Fall, 1880-1950, (2003)"에 따르면 알프레드 가디너(Alfred Gardiner)라는 영국 저술가가 1919년 미국을 처음 여행하면서 보았던 맨해튼의 기존 마을(Town) 아래쪽에 고층 건물로 가득했던 뉴욕의 중심업무지구를 보고 "Down Town"이라고 일컫는 데서 유래되었다고 하지만, 다운타운이라는 용어는 그 이전에도 있었다고 하나 그 의미는 오늘날과 사뭇 다르다고 한다. 1830년대와 1840년대 뉴요커이자 사업가

이며 시장을 역임했던 필립 혼(Philip Hone)에 따르면 다운타운은 지리적인 구분으로써 맨해튼 섬의 남쪽 지역을 의미하고 북쪽 지역은 업타운(Uptown)이라고 명명했다고 한다.

그러나 근대부터 다운타운은 점점 더 도시의 변화하는 구조를 반영해 본래의 지역적 의미가 퇴색되면서 기능적 의미를 담는 단어로 변화된 것 같다. 더욱 흥미로운 것은 다운타운이라는 용어는 1881년의 웹스터 사전과 1886년의 우스터 사전에도 나오지 않았고 1900년대 초반이 되어서야 영어 사전에 등장하기 시작했다는 것이다. 이 단어는 그 당시 유럽 도시에서는 알려지지 않았던 매우 생경한 단어라고 하며 버나드와 린(Bernard and Lynne)은 "Downtown Inc: How America Rebuilds Cities, (1990)"에서 미국 도심의 변화를 자세히 설명하고 있다.

그렇다면 중심업무지구(中心業務地區, Central Business District)와 도심은 어떤 차이가 있는 것일까? CBD는 도심지역, 특히 대도시에서 상업, 사회, 문화, 교통 등 도시의 중추관리기능이 집중된 지역을 말하는 것으로 도심과 매우 유사한 면이 있는데, 이것 또한 매우 미국적 정의로 2차 세계대전 전까지는 세계적으로 사용되지 않았던 용어라고 한다. 왜냐하면 CBD는 20세기 미국 도시에서 대표적으로 나타나는 매우 고유한 현상이어서 정의하기도 어려웠을뿐더러 법적으로도 존재하지 않았기 때문이다. 그래서 1950년대에 미국 도시지리학자들이 CBD를 학문적으로 다양하게 연구하기 시작하여 어니스트 버제스(Ernest Burgess, 1925)의 동심원 이론(Concentric Zone Theory)을 필두로 도시공간의 성장을 설명하는 다양한 이론들이 출현하게 된 것이다.

도심과 중심업무지구는 의미에서 다소 혼란스러운 점이 있는 것이 사실이라 서로 호환해서 불릴 수 있다고 학계에서도 보고 있지만, 대도시는 대부분 도심이라는 좀 더 포괄적인 도시의 중심지역을 가지고 있으나 모든 도시가 중심업무지구를 가지고 있는 것은 아니다. 도시에서 도심은 하나만 존재할 수 있으며, 중심업무지구는 존재하지 않을 수도 있고 다수일 수도 있다.

전세계적으로 상호 경쟁하는 대도시들의 중심인 도심은 수많은 변화와 경쟁 속에서 성장하거나 쇠퇴하기를 반복하였고 저성장을 겪고 있는 최근에는 특히 새로운 기능 수용과 더 많은 변화를 요구하고 있는 실정이다. 서울도 예외가 될 수 없기에 대한민국의 대표 도시공간인 서울도심이 어떠한 특징과 기능을 가지며 세계도시와 경쟁해야 되는지 전문가들의 지혜가 필요하다.

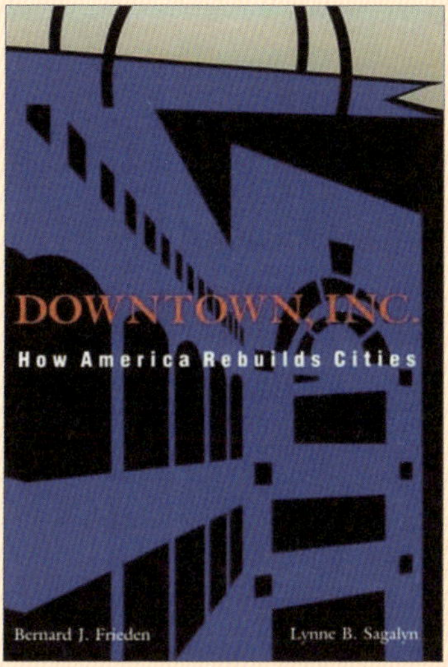
DOWNTOWN, INC.
How America Rebuilds Cities
Bernard J. Frieden
Lynne B. Sagalyn

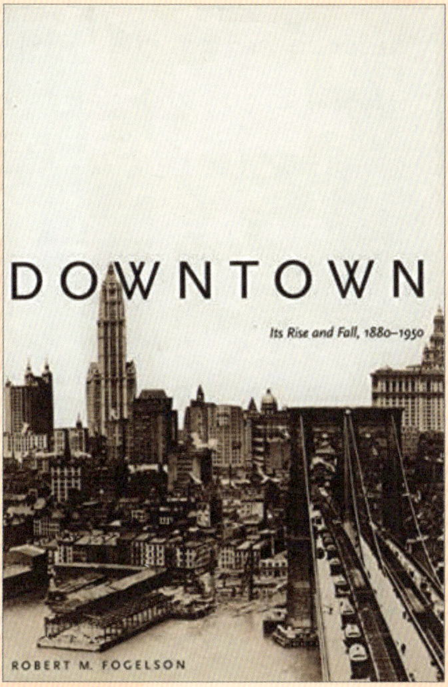
DOWNTOWN
Its Rise and Fall, 1880–1950
ROBERT M. FOGELSON

공공공간(Public Space)

현대 도시에서 생활하고 있는 많은 사람은 광장, 놀이터, 공원 등과 같은 공공공간(public space)에서 이루어지는 공공의 삶(public life)을 즐기며 살아가고 있다. 그러나 공공의 삶은 시대에 따라 급격히 변화되었으며 공공공간도 이러한 공공의 삶에서 나타난 광범위한 변화를 부분적으로 반영하는 양태를 보여주고 있다. 그동안 역사를 통해 공공연하게 받아들여지던 공공의 삶에 대한 가정이 현대인들의 개인화 및 도시의 분열화로 인해 과거의 것이 현대사회에 와서는 더 이상 받아들여질 수 없는 것이 되었고 현대적 의미의 공공의 삶은 과거의 그것과 비교해 감소하기보다는 변화되어 가고 있다.

우리나라는 전통적으로 도시공간을 서구사회처럼 공적공간과 사적공간으로 엄밀히 구분하지 않았지만, 서구이론에 따른 도시가 만들어지면서 공간에 대한 구분이 필요하게 되었다. 서구도시에서 공공공간이 사회적 관심거리가 되고 공공(the public)과 공공성(publicness)에 대해 논의가 이루어진 것은 18세기 영국의 산업혁명 시대부터이다. 이 당시 나타난 사회·병리적 도시문제에서 벗어나 건강, 안전 및 화재 등과 같은 공공복리(public welfare)를 구현하기 위해 공공공간에 대한 관심과 공공공간을 조성하기 위한 활동이 나타나게 되었다. 결국 공공공간의 조성 및 설계와 관련된 사항은 도시설계의 한분야로 자리매김하기 시작했는데 용도지역제 및 사선 제한 등이 나타났으며 이러한 것들을 통해 도시공간에 대한 공공의 개입이 시작되었다. 초창기 공공의 개입방식은 대부분 강제적이면서도 규제 일변도였으나, 20세기 후반에 들어오면서 이러한 규제 위주의 개입방식에서 조금씩 탈피하고 있다.

최근 도시에 형성되고 있는 많은 공공공간은 공공의 삶을 도외시한 채 점점 상업적이고 사적 목적에 부응해서 조성되는 양태를 보여주고 있는데 제럴드 케이든(Jerold Kayden)이 "Privately Owned Public Space, (2000)"에서 언급하고 있는 POPS(Privately Owned Public Space)라는 '사적소유공공공간'이란 단어가 이런 현상을 나타내주고 있다. 몇몇 연구는 현대 도시에서 나타나는 공공공간의 감소는 공공의 삶의 감소에 기인한다고 말하지만 공공의 삶은 사라진 것이 아니고 단지 공간적 또는 비공간적 배경의 넓은 범위 안에서 변형되거나 새롭게 나타나고 있다. 일본이나 싱가포르의 경우 건물의 중간층, 상층부 또는 옥상에 공공공간을 조성해서 도시민들이 24시간 이용하게 하는 새로운 형태의 공공공간도 조성하고 있다. 공공을 위한 공공공간은 이처럼 새롭게 발전되거나 재창조될 뿐만 아니라, 이용할 수 있는 인접거리에 있는 사람들에게 공동체 의식을 향상시키는 역할을 하고 있다.

공공공간의 필요성은 스테판 카 등(Stephen Carr etc.)이 "공공공간(Public Space, 1993)"에서 언급하였듯이 인간 활동의 여러 측면과 관련되어 있는데, 좋은 공공공간이란 편안함과 안식, 참여 및 장소성 증진과 같은 요구사항들을 충족시키는 공간이라고 하였다.

• **편안함과 안식:** 사람들은 일상적인 도시의 삶에서 벗어나 어느 정도 편안함을 느끼며 피곤할 때 잠시의 휴식과 휴양을 마련해 줄 수 있는 장소를 찾게 된다. 윌리엄 와이트(William Whyte)는 "The Social Life of Small Urban Spaces, (1980)"을 통해 공공공간 이용자들에게 "공공공간이 사람들에게 매력을 이끄는 이유는 무엇인가?"라고 물었을 때 그들은 탈출(escape), 휴식처(oasis), 피난처(retreat)와 같은 용어들을 사용해 답했다고 한다. 편안함과 안식은 또한 날씨, 보호처 및 앉는 장소와 같은 물리적 장치들과 사용자의 목적 등과 관련이 있다. 또한 머무는 시간은 개인의 성향과 상관관계가 있지만 편안함과 안식의 정도는 사람들이 장소에 남아있는 시간과 함수관계를 가지고 있다고 보았다.

• **참여:** 도시의 활력(livability)은 일반인들에 의해 그리고 그들의 다양한 활동에 의해 측정될 수 있으며, 공공공간은 도시의 활력을 향상시키는 매우 중요한 요소 중의 하나이다. 또한 도시 내 보행

활동의 주요한 결정인자 중의 하나는 주변 환경이 조성해 주는 경험의 특성에 달려있는데 도시의 많은 인구는 좋은 환경을 조성하기 위한 중요한 인자라고 할 수 있는 법석거림, 다양성과 흥미를 창출할 수 있는 기반이 된다. 사람들은 공공공간을 사용하고, 공공공간의 점유자가 되고, 다른 사람들과 교류하고, 쇼핑을 하고, 거리의 활동에 참여하는 주체가 될 뿐만 아니라, 공공공간에서 다른 사람을 관찰하고, 이야기하고, 공공행사를 관람하거나 참여하는 행동들을 한다. 사람들을 관찰한다는 것은 도시공간에서 종종 이루어지는 일반인들의 활동 중의 하나로 윌리엄 와이트는 도시 내 조성된 공개공지 사용자들이 도시의 활력을 찾고자 하며 도시의 삶에 어떤 형태로든 참여하려 한다는 것을 관찰하였으며, 사람들이 선호하는 도시공간은 보행인들이 많이 지나가는 곳으로 사람들을 바라다볼 수 있는, 특히 거리의 모퉁이라고 하였다.

• **장소성 증진:** 장소성이란 장소의 정체성을 표현하는 것으로 그 장소를 체험하는 사람들의 정신적 이미지에 근거를 두며, 사람들은 그 장소가 갖는 자연적이고 사회적인 현상을 통해 장소를 이해한다. 공공공간이 필요한 이유 중의 하나가 바로 이 장소성 증진인데, 민간기업에 의해 설치된 좋은 공공공간은 조성된 곳의 장소성을 증진시킬뿐만 아니라 기업의 이미지를 긍정적으로 변화시킨

다. 도심에 조성된 공공공간은 그곳의 장소성을 나타내 줄 수 있는 곳으로 방문자들이 와서 즐기고 상호 교류할 수 있는 공간이 될 수 있다. 잘 설계되고 관리되는 공공공간은 사람들을 유인할 뿐만 아니라 건물소유자, 개발자, 부동산 시장 및 사용하는 기업에게도 경제적 이익을 동시에 가져다준다.

또한 공공공간은 일반적으로 공공기관에 의해 조성되고 관리되며 공공공간을 사용하려는 사람들에게 접근이 가능한 장소로 정의된다. 하지만 국내에서 진행되고 있는 도시정비형 재개발사업에서 민간기업의 높은 참여로 조성된 공공공간에서는 시민의 권리가 제한되거나 포기되도록 하는 등 많은 갈등을 일으키고 있다. 실질적으로 준공적공간과 준사적공간에서의 자유와 규제는 공공공간과 매우 다른 모습을 보인다. 스테판 카 등은 진정한 의미의 공공공간이란 모든 사람이 접근할 수 있는 접근성이 마련되어야 하며, 그곳에서의 활동자유가 주어져야 되고, 사용자들이 시설물들을 그들의 사용용도에 맞도록 조정 및 변경이 가능해야 하며, 개인과 집단 간의 연결성을 향상시켜야 한다라고 하였다.

• **접근성:** 접근성은 공공공간의 본질과 관련한 논의 중 가장 큰 쟁점으로서 "특정 공간에 누구를 들어오게 하고 누구의 접근은 규제하여야 하는가?"라는 문제이다. 진정한 공공공간이란 일반인에

게 개방될 뿐만 아니라, 서로 다른 집단과 활동들의 접근이 가능해야 하고, 같은 맥락 아래에서 공공공간에 들어가기 위한 접근성은 공공공간에 대한 기본권리 범주 안에 포함되어야 한다. 물리적인 측면에서 공공공간은 보행을 위한 출입구에 어떠한 걸림돌도 없어야 할 뿐만 아니라 보행순환로와 잘 연결되어야 하며 대중의 이용과 즐거움을 위해서 항상 일반인에게 개방되어야 한다. 인접보행로와 공공공간의 연결은 접근성의 측면에서 매우 중요한 요소로 우리나라의 공공의 삶과 공공공간에서의 활동은 미국과 상당히 다르지만, 공공공간에서의 권리 중의 하나인 접근성은 반드시 보장되어야 할 기본적인 것이다. 따라서 도시정비 사업과정에서 조성되는 공공보행통로와 같은 공공공간에 대한 일반인들의 접근성을 증진시키고 유지하는 노력은 더욱 더 필요하다.

• **활동자유:** 활동자유란 공공공간이 공용(share)하는 공간이라는 것을 인정하면서 사람들이 원하는 공간을 사용하는 것과 활동들을 수행할 수 있는 능력의 정도를 언급하고 있다. 이러한 활동자유는 공공공간에서 사람들의 자유를 극대화하도록 하는 공공공간의 조건과 이를 위한 공간디자인의 총체적 결과물로 볼 수 있다. 그러나 몇몇 개인소유 공공공간은 특정한 사람들에 대해 강한 배타성을 보여주고 있는데, 쇼핑공간에서의 홍보 전단지 나눠주기나 연설과

같은 활동들은 강하게 제한되고 있으며, 이것은 공공공간에서의 권리에 대한 갈등을 보여주고 있는 대표적인 예이다. 공공공간에서의 특정활동에 대한 자유권리는 민간과 공공의 협력 또는 사적관리의 증가로 더욱더 제한될 것이다. 우리는 아직 미국과 같이 다원적 민족의 집합체가 아니라 공공공간에서의 차별과 분리와 같은 심각한 문제가 나타나지 않고 있지만, 세계화의 추세와 외국인 노동자들의 증가 등으로 인해 이러한 예상되는 문제점들은 더 이상 무시할 수 없는 일이 되고 있다.

• **조정 및 변경:** 개인이건 집단이건 종종 그들의 활동 및 의견표출을 위해 공공공간을 필요로 하고 이를 위해 공공공간의 관리자에게 공간사용에 대한 허가를 요청하거나 허가가 필요 없는 경우 자유롭게 그 공간을 사용하기도 한다. 어느 경우이건 공공공간의 사용자들은 공공공간에 주어진 유무형의 규제에 따르기보다는 그들의 의사전달 효율성 또는 이용의 편리성을 위해 주어진 공간을 변경시키려는 경향을 보인다. 하지만 이러한 사용자들의 욕구 및 행태에 부응하도록 마련된 공공공간은 매우 적은데, 예를 들어 도심에 형성된 많은 공공공간 중 일부 외부공간을 제외하고는 이동할 수 있는 의자나 테이블 등 조차 마련되어 있지 않아 주어진 조건과 규제 속에서 이용할 수밖에 없는 경우가 많다. 이처럼 공공공간에

조성되어 있는 시설물들과 공간이용에 대한 규제에 대응하여 자신들의 요구에 적합하게 변경하려는 공공공간 사용자들과 관리주체 간의 갈등은 더욱 증폭될 것이라고 예견된다. 따라서 공공공간에 대한 규제를 완화하여 사용자들이 효과적으로 이용하도록 하는 노력은 공공공간의 이용을 촉진시키고 사용자들의 권리를 배려한다는 측면에서 매우 중요하다.

• **연결성:** 의미 있는 공공공간은 개인과 집단을 연결해 주어야 하며, 도시에 마련된 자연 요소들을 극대화하기 위한 기회를 마련해 주어야 한다. 따라서 이러한 연결을 가능하게 해주는 진정한 공공공간이란 과거에 대한 의미와 향수를 불러일으켜야 한다. 공공공간의 긍정적 의미는 사람들 간의 긍정적인 연결 때문에 만들어지고, 개인 간의 연결은 개인 삶의 역사와 개인적인 경험뿐만 아니라 공공공간에서 만들어진 개인들의 경험으로부터 나온다. 개인적인 연결은 주로 사적인 것이며 개인의 어린 시절, 중요한 사건들 그리고 특별한 외부공간들을 포함하고 있다. 공공공간은 도시거주자들로 하여금 과거를 생각나게 하고 공공공간에서 일어났던 역사적인 사건들을 가르치기도 하는데, 탑골공원에서의 기미독립선언들이 그러한 예가 될 수 있다. 공공공간의 규칙적인 사용은 그 공간을 규칙적으로 사용하는 가족, 친구와 지인들과의 연결을 만들어주는

데, 우리나라의 도심에는 사람들이 어린시절을 회상하고 과거와 현재까지의 기억을 연결시키는 공공공간이 상당히 부족한 편이다. 따라서 과거와 현재를 연결시키고 개인과 집단을 서로 연결시키는 의미 있는 공공공간이 일반인들을 위해 필요하다.

공공공간과 관련되어 논의되고 있는 많은 내용들은 앙리 르페브르(Henry Lefebvre)가 쓴 "도시에 대한 권리(Le droit à la ville, 1968)"에서 도시에 거주하는 주민 누구나 도시가 제공하는 편익을 누릴 권리를 가졌다는 내용과 유사한 측면이 꽤 있어 보인다. 많은 사람은 도시에서 태어나 그들 삶의 대부분을 도시에서 보내면서도 개인의 삶이 주로 이루어지는 집과 개인소유 건물들 내 사적공간에는 많은 관심을 갖지만, 다른 이들과 함께 공적인 삶(public life)을 나눌 수 있는 공공공간에 대한 관심은 그리 많지 않은 듯하다.

토지에 대한 자본논리와 개인주의가 가장 팽배한 도심에서, 특히 공공공간이라는 것들이 미력하지만 공공복리(public welfare)를 증진시키기 위해 만들어지고 있다는 사실을 알고 있는 사람은 그리 많지 않을 것이다. 지식문명의 급속한 전파와 더불어 새롭게 변화되어가는 공공의 삶을 그나마 함께 할 수 있는 공공공간은 미래 도시에서도 지속해서 조성되어야 할 것이다.

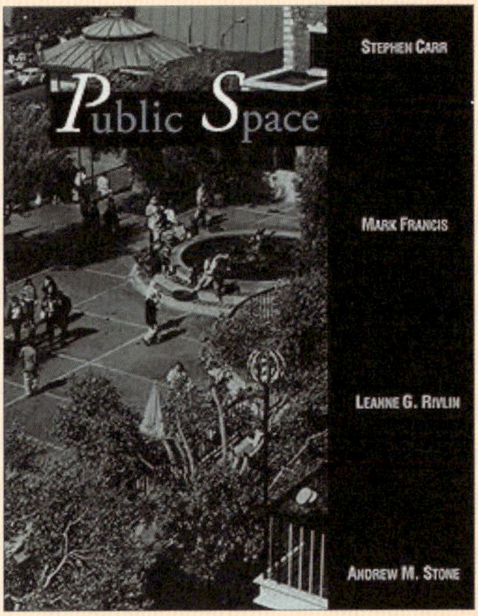
Public Space
STEPHEN CARR
MARK FRANCIS
LEANNE G. RIVLIN
ANDREW M. STONE

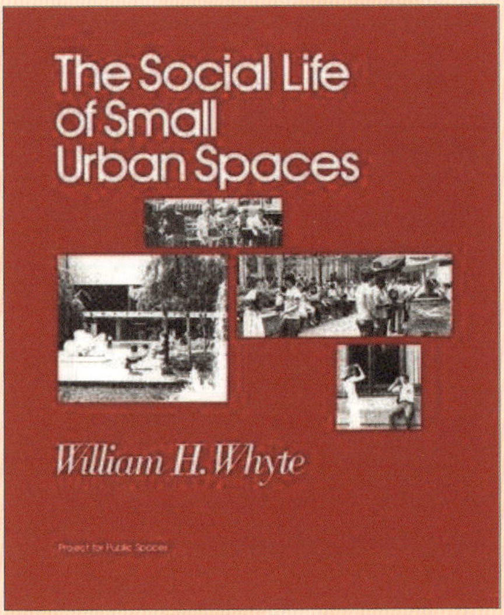
The Social Life of Small Urban Spaces
William H. Whyte

도시설계의 가치

도시공간 곳곳에 조잡하게 조성된 저품질의 도시공간과 장소는 건강하지 못한 공동체를 양산하고 그나마 지역이 가지고 있는 자연자원 또는 지역자산을 훼손시킬 수 있다. 그뿐만 아니라 그러한 곳은 방문자 또는 이용자를 환영하지도 않고 주민들에 의해 주체적으로 잘 관리되지 않는 곳이 되곤 한다.

도시설계는 ① 장소 및 건조환경 ② 마스터플랜 ③ 제도 및 기준 ④ 정책 및 가이드라인 ⑤ 인센티브 및 보너스 ⑥ 도시설계 관련 각종 위원회 ⑦ 서적, 답사 및 토론회를 포함한 교육 등을 도시설계 결과물로 만들어 내고 있다. CABE 및 DETR의 "도시설계의 가치(The Value of Urban Design, 2001)" 및 이제선의 "도시설계에 대한 새로운 접근과 실천(2023)"에서도 도시설계를 통해 조성되는 고품질의 도시 공간이 가져올 수 있는 경제적·사회적·환경적 가치를 다음과 같이 기술하고 있다.

경제적 가치

- 높은 투자 수익률 창출
- 적은 비용으로 새로운 장소를 더 매력적으로 만듦

- 거주자 수요에 대응
- 관리, 유지보수, 에너지 및 보안 비용 절감
- 더 만족스럽고 생산력 있는 인력의 고용기회 창출
- 개발을 통해 역동적이면서도 다양한 복합용도 지원
- 도시재생과 장소만들기라는 틈새시장 창출
- 장소를 차별화하고 품격을 높임
- 투자 기회 개방 및 개발에 대한 신뢰도 제고
- 주민들의 소득 창출 기회 제공
- 잘못된 도시공간 변경에 투자되는 공공비용 절감

사회적 가치

- 연쇄 개발을 촉진하는 기능
- 안전 강화 및 범죄 감소
- 오염 감소(건강증진)
- 부동산 가치 상승
- 스트레스 감소(건강증진)
- 여행 비용 절감

환경적 가치

- 에너지 소비 절감
- 자원 및 토지 소비 감소

도시설계가 다루는 장소는 마을과 도시 중심, 주거지역, 교외, 마을 가장자리의 풀밭, 저이용 공업단지, 기차역, 강, 운하 주변의 버려진 장소 등 매우 다양하다. 도시설계는 공간산업에 관심 있는 투자자 및 개발자, 그리고 다양한 사회주체에 이익을 가져다주기 위해 장소가 어떻게 보호되거나 개선될 수 있는지에 영감을 주며, 설명도 해주고 이해될 수 있도록 도와주기도 한다.

도시설계는 건물의 속성, 건물 간의 공간 그리고 설계과정과 결과물과 같이 설계 자체가 어떻게 수행되어야 하는지도 정의한다. 도시설계가는 사람들의 삶을 형성하는 노력에 반드시 참여하여야 하며 전체과정이 도시설계가 한 사람에 의해 이루어지지 않는다는 것도 받아들여야 한다. 도시설계는 건축과 영향을 주고 받지만 다양한 건물을 설계하는 것은 아니고 공공영역의 디자인인데, 건물 간의 관계가 포함된다. 사람들은 디자인을 이야기할 때 아름다움을 주로 말하지만, 도시설계는 인간이 살기 시작하면서 만들어진 삶의 터전에서부터 현재까지 인간이 만들어낸 물리적 환경에 이르기까지 인간이 살았던, 살고 있는 그리고 살아야 할 도시와 관련된 문제를 어떻게 해결하였는지, 하고 있는지, 해야 하는지도 함께 고민해야 한다.

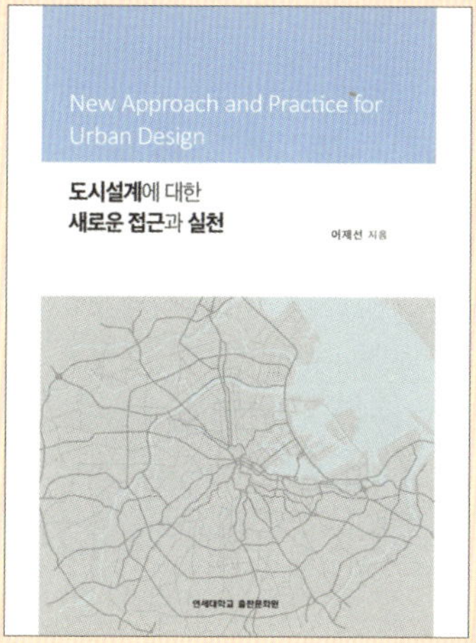
New Approach and Practice for Urban Design
도시설계에 대한
새로운 접근과 실천
이제선 지음
연세대학교 출판문화원

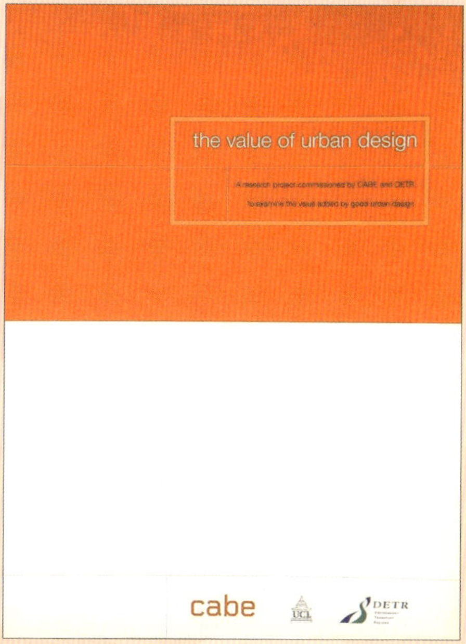
the value of urban design
A research project commissioned by CABE and DETR
to examine the value added by good urban design
cabe
UCL
DETR

통경축과 공공보행통로

구글, 애플 및 메타 등과 같은 세계적인 기업들이 몰려있는 곳을 실리콘 밸리(Silicon Valley)라고 호칭하고 있는데, 그 명칭은 샌프란시스코 만(San Francisco Bay) 지역 남부를 이르는 말로, 원래는 실리콘 칩 제조회사들이 많이 모여 있었기에 그런 이름을 가지게 되었다고 한다.

이곳에는 마운틴 뷰 시(City of Mountain View)라는 지방정부가 있는데, 도시 이름은 그 지역에 있는 산타크루즈 산맥에 대한 전망에서 유래했다고 한다. 워낙 환경을 소중히 여기고 관리하는 캘리포니아주에 있어서 그런지, 이곳에서는 1층 단독주택을 2~3층으로 바꾸고자 할 경우, 주변 소유자들과 공청회를 거치게 되는데 내 재산임에도 불구하고 거의 불가능하다고 한다. 또한 풍부한 자연환경과 녹지, 이들에 대한 쉬운 접근성, 멋진 도시경관 및 전망을 잘 유지하고 있을 뿐만 아니라 구글과 같은 세계적 기업과 종사자들이 근무하고 있다.

마운틴 뷰라는 이름을 언뜻 생각해 보면 그 이름에 가장 걸맞은 도시는 바로 대한민국 서울이라고 생각된다. 전 세계 어느 도시도 가질 수 없는 산·강·언덕 등 수려한 자연환경이 공존하고 있으며, 특히 외국인들이 가장 부러워하는 산이 동서남북을 둘러싸고 있다. 자연과 녹지에 대한 조망권 또는 개방성은 도시민들에게 매우 중요한 자원일 뿐 아니라 부동산 가치에도 매우 큰 영향을 주고 도시민들의 정신건강과 매우 밀접한 관계가 있는 것으로 나타났다. 최근 노후 주거지를 공동주택으로 탈바꿈시키는 재개발·재건축 사업(이하 도시정비사업)이 서울시에서 진행되고 있는데 이 과정에서 가장 많이 논의되고 있는 도시설계기법 중의 하나가 조합원들이 가진 사유지에 필요시 조망, 개방감 및 통행 편리성 확보를 위해 통경축과 공공보행통로를 설치하여야 하는지 여부다.

통경축은 공동주택을 건설할 때 따라야 하는 지침인 국토부의 '공동주택 디자인 가이드라인'에서 조망 등을 확보할 수 있도록 시각적으로 열린 공간이라고 정의되고 있다. 정비사업이 이루어지는 노후주거지의 경우, 도시 내 건조환경이 밀집되어 일정 거리의 개방적 가시권 확보가 어려운 지역이 대부분이라 개방감을 높이기 위해 정비계획 수립 때, 선형의 통경축을 설정하여 단지 내 주민뿐만 아니라 인근 주민을 위한 개방 공간을 확보하고 있다. 그렇게 되면 폐쇄적인 아파트 공간에 개방감도 생기고 쾌적하게 느껴질 뿐만 아니라 살기 좋은 아파트로 평가되어 자산가치도 증진될 수 있기 때문이다.

공공보행통로는 단지 안에 설치된 공공공간이지만 외부인들의 이용과 관련하여 임의로 폐쇄·통제되는 경우가 왕왕 있고, 그로 인해 인근 주민들과 마찰을 빚거나 법적 분쟁이 발생하는 시설이다. 공공보행통로는 단지 내 주민 및 인근 주민들의 보행 편리성과 연계성을 증진시키기 위한 것으로, 아파트 단지가 폐쇄적으로 조성되어 주변과 단절되는 것을 개선하고 연계해 줄 뿐만 아니라 개방감과 조망을 높여줄 수 있는 장점이 있다. 그러나 문제는 공공보행통로를 지정할 경우, 일반인의 출입이 용이해야 하며 24시간 개방을 원칙으로 하고 보행에 지장을 주는 시설물을 설치해서는 안 되는데 이러한 통로가 사유지에 만들어진다는 것이다. 최근 반포에 준공된 일부 주거단지에서 공공보행통로를 설치하고 일부 커뮤니티 시설을 외부에 개방하는 조건으로 인센티브를 받았는데 이를 지키지 않아 관할 구청과 주민들 간에 논란이 벌어진 사례가 이러한 문제점을 보여주고 있다.

노후하고 조밀한 주거지 및 도시 공간에 정비사업을 통해 조성될 수 있는 통경축과 공공보행통로는 사적이익과 공적이익을 동시에 추구할 수 있는 도시설계 및 경관 기법으로 한국도시설계학회의 “지구단위계획의 이해(2021)”와 주신하 및 김경인의 “경관계획방법론(2024)”에 잘 나타나 있다. 도시정비사업 추진 현장에서 이를 적극 활용하여, 꽉 짜인 기성 시가지가 가진 폐쇄성을 줄이면서 개방성을 높이고 자연환경에 대한 전망을 거주민뿐만 아니라 주변 시민들도 함께 누릴 수 있도록 노력해야 할 것이다.

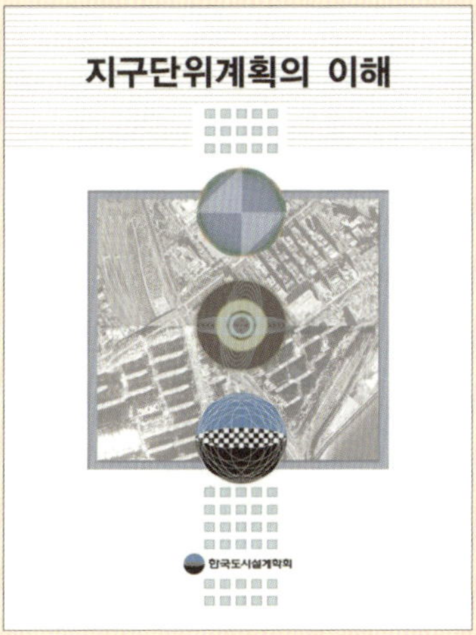
지구단위계획의 이해
한국도시설계학회

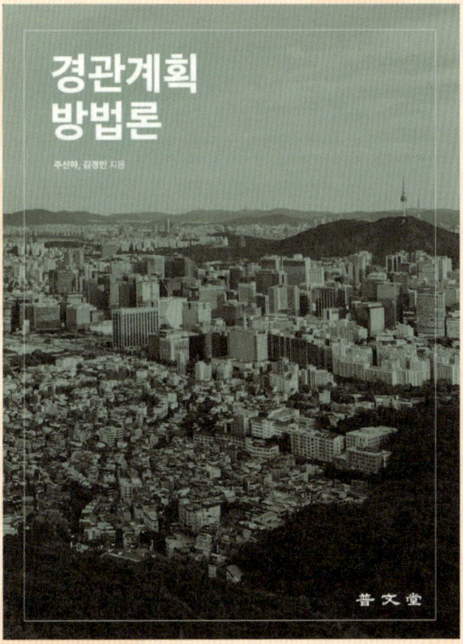
경관계획
방법론
주신하, 김경민 지음
普文堂

도시계획시설의 입체·복합화

최근 하나의 토지에 하나의 토지이용만 부여해서 사용하는 것에서 벗어나 다양한 토지이용을 복합화해서 사용하는데, 예를 들어 터미널의 경우 도시계획시설임에도 불구하고 노후화된 터미널을 현대화하는 과정에서 비도시계획시설인 업무시설, 상업시설, 문화시설 또는 주거시설 등과 복합화하면서도 본래 기능을 유지하는 노력을 하고 있다. 이러한 변화는 과거 유럽 도시에서는 일반화된 복합 토지이용 모습인데 프랑스 파리의 경우 1층은 소매, 2층과 3층은 사무실 그리고 4층과 5층은 주거로 사용하고 있는 복합건물들이 즐비한 것을 볼 수 있다. 그러나 미국에서는 토지 및 건축 용도 복합에 따른 도시문제가 나타났고 이를 해결하기 위해서 1920년대에 용도순화주의에 입각한 지역제(euclidean zoning)라는 단일토지이용 제도를 탄생시켜 세계 곳곳에 전파시키면서 복합적 토지이용이 주춤하였다.

그러나 다양한 도시기능을 한 곳에 담아 이용의 편리함을 도모하고자 하는 공간소비 패턴과 단일토지이용으로 인한 또 다른 도시문제가 발생됨으로써 이를 해결하기 위해 복합용도개발(Mixed Use Development)이 다시금 도입되기 시작했다. ULI(Urban

Land Institute)에서는 “Mixed-Use Development Handbook, (2003)”에서 복합용도개발은 건축시설 간의 복합에서 시작되다가 단일 대지에서도 다양한 토지이용으로 확장되었는데, 이는 토지가 가지고 있는 부증성과 도시인들의 편리성 추구 때문이라고 하였다. 토지는 일반 소비재처럼 수요에 반응하여 즉각적으로 만들어 시장에 공급할 수 없는 성격을 가지고 있는데, 과거 부동산 문제로 인해 국내에서 모 장관이 빵이라면 뚝딱 만들어서라도 공급할 수 있는데 부동산은 그렇게 할 수 없다는 푸념이 회자되기도 했다.

현대인들은 한 곳에서 다양한 행동과 경험을 동시에 얻고자 하는 원스톱 쇼핑(one stop shopping)이라는 소비행태를 선호하고 있다. 기능들이 여러 곳에 분산배치 되었을 경우, 이동을 위한 다양한 교통수단이 필요하고 이에 따른 환경오염이 발생할 수 있어 한 곳에서 모든 것이 해결되고 체험된다면 시간도 절약되고 이동에 따른 환경오염도 줄일 수 있다는 긍정적 효과를 낼 것으로 기대되고 있다. 이러한 개념에 기반해 도시공간을 만드는 방법의 하나가 George Dantzig와 Thomas Satty의 “압축도시(Compact City: A Plan for a Liveable Urban Environment, 1974)”에서 이야기하고 있는 압축개발이다. 극단적인 예지만 “직경 2.7km에 높이가 8층인 기후조절이 되는 원통모양의 건물에 약 25만의 인구가 밀집해서 거주하여, 수평과 수직 사이에 이동 거리가 최소화됨으로 에너지 소비를 최소화할 수 있다."는 도시모형을 제시하기도 하였다.

기성시가지에는 도시민들이 필요로 하는 다양한 기능과 새로 요구되는 기능들을 공급할 필요가 있는데 이를 수용할 가용토지가 매우 부족한 상태로, 이때 개발할 수 있는 잠재성을 가진 용지로 부각되는 곳 중의 하나가 기존 도시계획시설 부지이다. 즉, 특정한 기능만을 담당하는 도시계획시설을 단독으로 설치하지 않고 다른 용도의 도시계획시설이나 그 외의 시설물을 함께 설치하여 사용하고자 하는 것이다. 둘 이상의 도시계획시설 또는 도시계획시설과 타 시설이 기능적으로 유사한 성격을 갖거나 상호 보완하여 시너지 효과를 낼 수 있는 경우, 도시계획시설의 역할과 형태를 고려하였을 때 기능 저해 없이 다른 시설과의 물리적 결합이 가능한 경우, 공공 또는 민간의 설치·운영 측면에서 복합하는 것이 유리한 경우 도시계획시설에 대한 입체·복합화를 적극적으로 활용하고 있다. 이러한 제도는 도시계획시설 본래의 기능을 고도화하고 지속적 공공서비스를 제공함으로써 공공성을 강화할 뿐만 아니라, 토지이용의 복합화를 확대하여 도시계획시설의 활용 다양성을 확보할 수 있기 때문이다.

도시계획시설 입체·복합화의 유형은 중복결정 및 입체 결정으로 나뉘며 도시계획시설 내 편익시설 설치도 복합으로 볼 수 있어 편익시설 설치까지 포함한다면 3가지로 유형화하고 있다. 첫째, 중복

결정은 둘 이상의 도시계획시설을 같은 토지에 함께 결정하는 것으로 평면적 또는 수직적으로 구분된다. 둘째, 입체결정이란 도시계획시설이 위치하는 공간 일부만 구획하여 도시계획시설을 결정하는 것을 의미하는 것으로, 도시계획시설로 결정되지 않은 토지 일부를 구획하여 시설을 결정하고 설치하는 비시설부지 내 시설 설치와 도시계획시설로 결정된 토지에 일반건축물을 설치하는 시설부지 내 비시설 설치(공간적 범위 결정)로 세분된다. 마지막으로 편익시설 설치는 도시계획시설 부지에 주된 시설에 해당하는 도시계획시설 이용자의 편의를 증진하고 시설 이용을 더욱 활성화하도록 편익시설을 설치하는 것을 말한다.

개인소득 증가와 도시 생활양식 변화로 인해 다양한 도시서비스에 대한 수요가 증가할 뿐만 아니라 도시기능의 다양화에 따라 토지이용의 효율적 활용이 강조되고 있는 현대도시에서는 도시계획시설에 대한 입체·복합화에 관한 관심이 점점 증대되고 있다. 과거 일부 교회가 도시계획시설인 도로 하부에 이러한 제도가 가진 순수 취지에 부합하지 못한 개발로 송사에 휘말리기도 했다. 하지만 올바르고 적극적으로 이 제도를 활용한다면 기성시가지에 부족한 도시기능을 공급할 수 있는 수단이고 이를 통해 도시민들의 삶의 질 향상과 지속가능한 도시공간을 창출할 수 있을 것이다.

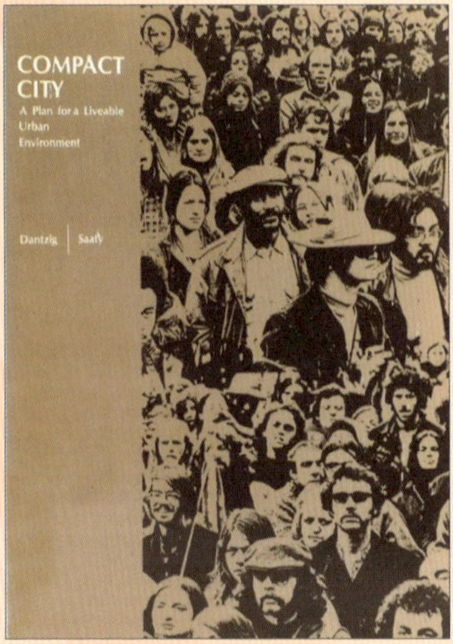
COMPACT CITY
A Plan for a Liveable Urban Environment
Dantzig | Saaty

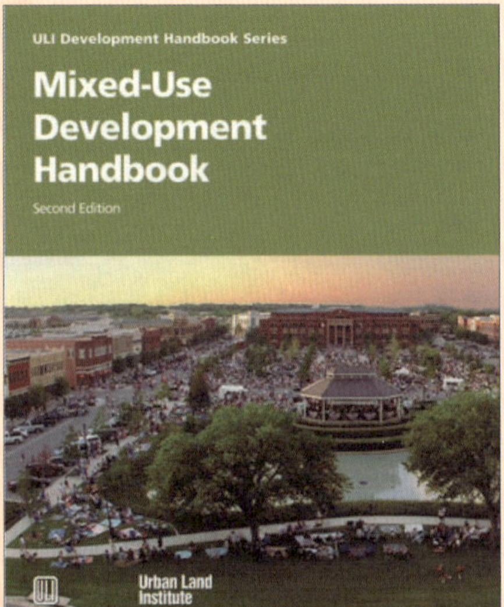
ULI Development Handbook Series
Mixed-Use Development Handbook
Second Edition
Urban Land Institute

2장

잼나는 도시설계이론

환경과 행동이론

도시의 이곳저곳을 걷다 보면 보도와 연계된 잔디가 심하게 훼손된 길을 보신 경험이 있을 텐데, 왜 그럴까? 그것은 아마도 이등변 삼각형의 대각선이 두 변의 합보다는 짧기 때문에 단축된 길을 이용하려는 인간 행동으로 인해 그런 흔적들이 만들어지지 않았을까 추측해 본다. 인간의 행동이 조그마한 자연환경에 미칠 수 있는 부 영향을 이해한다면 돌이나 판석 등을 빠른 길이 만들어질 수 있는 곳에 미리 깔아주었다면 잔디도 밟혀 죽지 않고 사람들이 조금이나마 돌아가야 하는 불편함도 줄일 수 있을 텐데 말이다.

자연환경에 막대한 영향을 미치고 있는 쓰레기는 국내의 경우 분리수거를 철저히 시행하고 있어 환경적 측면에서 매우 긍정적인 영향을 주지만, 선진국이라는 미국은 아직도 그러한 제도가 우리보다 체계적이지 않아 대형 플라스틱 백에 쓰레기들을 마구 담아 매립하고 있어 자연환경에 매우 부정적인 영향을 주고 있다. 단편적인 두 가지 사례지만, 인간 행동에 따라 자연환경에 긍정적 또는 부정적 영향을 줄 수 있음을 보여주고 있으며, 환경과 인간 행동은 매우 밀접한 관계에 있어 이들 간의 관계를 잘 이해하면서 설계하는 것이 매우 중요하다는 것을 인식할 수 있을 것이다.

도시설계와 관련된 연구 중 제일 관심 있고 좋아하는 분야 중의 하나는 환경과 인간 행동의 관계를 연구하는 환경심리학(Environmental Psychology)이다. 이 분야는 도시설계에서 다루는 물리적 환경과 인간 행동 간의 관계를 설명하는데 매우 유용한데, 도시환경 요소인 소음, 기온, 바람, 재해, 영역, 밀도, 밀집, 빛, 색, 기후, 온도 및 스트레스 등 자연과 건조환경(built environment)이 인간에게 심리적 또는 신체적으로 미치는 영향을 좀 더 과학적인 방법을 활용하여 연구하여 이론을 정립해 나가고 있다. 물론 도시설계는 환경 심리학에 비해 환경과 인간 행동 간의 상호관련에 대한 이론적 연구가 다소 뒤지고 있지만, 그와 반대로 이러한 이론을 바탕으로 도시를 설계하고 조성할 수 있는 실천력은 매우 높다는 장점이 있다.

오래전에 존 그레이(John Gray)의 "화성에서 온 남자 금성에서 온 여자(Mars and Venus Starting Over, 2006)"를 통해 내 머리에서는 전혀 이해되지 않았던 남녀 간의 갈등 원인이 본질적인 차이점을 인지하지 못한 데서 온 것임을 알게 되었고 그러한 내용들을 통해 상대방의 행동을 이해하고 받아들일 수 있게 된다는 사실도 깨닫게 되었다. 좀 더 좋은 도시를 만들기 위해서는 도시공간을 구성하는 환경과 인간 행동에 대한 이론을 잘 이해하는 것이 필요하기에 폴 넬 등(Paul Nell etc.)이 "환경심리학(Environmental Psycology, 2005)"에서 환경과 인간 행동 간의 관계에 대한 이론을 다음과 같이 정리하고 있다.

첫째는 각성이론(Arousal Approach)으로 환경 자극에 노출되었을 때 생기는 효과 중 하나로 심장 박동, 호흡, 맥박 및 아드레날린 분비의 증가 등을 설명하는데 온도, 과밀 및 소음 등과 같은 환경 요소가 인간 행동에 미치는 영향을 설명할 때 매우 유용하다. 인간이 복잡한 도시환경에서 녹지 또는 물과 같은 자연 요소들을 마주하면 호흡뿐만 아니라 심리적으로도 차분해지는데, 도시에 자연환경 요소를 도입하려는 도시설계의 부단한 노력에 대한 당위성을 마련해 주고 있다.

둘째는 환경부하이론(Environmental Load Approach)으로 많은 유형의 환경 자극에 인간이 노출되었을 때 그것에 주의를 기울임으로써 자연스럽게 다른 자극에 대한 주의 집중이 소홀해진다는 것이다. 복잡한 도시는 너무 많은 자극이 있어서 운전자들에게 복잡한 곳에서는 부하가 많이 주어져 주변 상황을 충분히 인지하지 못할 수 있다는 것이다. 따라서 스쿨존 및 노인존 등 보행자의 안전을 충분히 고려해야 하는 곳에서는 차량 속도를 줄여 운전자에 대한 부하를 낮추어야 할 필요성 그리고 복잡한 간판을 정보만 제공하는 것으로 단순화시키려는 노력 등을 설명해 주는 기제가 되고 있다.

셋째는 과소자극이론(Understimulation Approach)으로 과도한

자극이 바람직하지 못한 행동 및 감정을 일으킨다는 환경부하이론과는 달리, 자극이 지나치게 적으면 바람직하지 못한 행동 및 감정을 일으킨다는 것이다. 도시 문제 중의 하나인 청소년 범죄, 훼손행위(vandalism) 및 도시낙서(graffiti) 등이 발생되는 원인을 설명해주고 있다.

넷째는 순응수준이론(Adaptation Level Theory)으로 자극이 너무 많거나 적어도 바람직하지 못하므로 환경 자극에는 최적 수준이 있다는 것으로 이것은 개인 및 시간차 등에 따라 달라진다는 것이다. 이 이론을 통해 비행장 주변 거주자들이 소음이 적은 곳에 사는 다른 거주자들과 비교해 비행기 소음에 덜 민감하다는 특징이 설명될 수 있다.

다섯째는 행동제약이론(Behavioral Constraint Approach)으로 환경에 있는 그 무엇인가가 우리가 하고 싶어 하는 것을 제한하거나 방해하는 것을 제약(constraint)이라고 하는데, 사람들은 제약으로부터 해방되어 통제력을 찾으려 노력하지만 그렇게 되지 않으면 무기력 상태에 이르게 된다는 것이다. 종종 빈집에 쓰레기를 가득 쌓아놓고 살아가는 사람들의 행동이나 우울증 등을 설명할 수 있는 이론이다.

여섯째는 환경스트레스이론(Environmental Stress Approach)으로 스트레스는 자극과 반응의 총체적 관계를 말하며 스트레스원

(stressor)이란 환경요소 그 자체를 말한다. 도시의 밀집과 소음 같은 환경요소들은 사람들의 삶의 질을 위협하는 자극으로 간주되는 스트레스원이 된다는 것이다. 도시에서의 삶 그 자체가 다양한 스트레스원에 노출되고 둘러싸여 산다는 것으로 도시민들은 이를 잘 극복하고자 하는 부단한 노력이 필요하고 그렇지 못하면 다양한 질병에 노출될 수 있어 도시를 설계하는 과정에서 스트레스원이 발생되지 않도록 하는 것이 매우 중요하다.

일곱째는 바커의 생태심리학(Barker's Ecological Psychology)으로 사람들은 주어진 환경에서 비슷한 방식으로 반복되는 활동 패턴을 보이는데 특정 행동 컨텍스트에서 사람이 생활하면 이 컨텍스트를 관리하는 코드에 따라 행동한다는 것이다. 요즘 커피숍들이 공부하는 곳이 되어버려 이야기를 나누려면 주변 상황을 보면서 이용할 수밖에 없는 현상을 설명할 수 있다.

인간은 환경과 불가분의 관계를 가지는 환경 속에 있는 존재로서 환경과 끊임없는 상호작용을 하고 있다. 따라서 도시공간을 구성하는 환경과 인간 행동 간의 상호 관계에 대한 이론들을 잘 이해한다면 도시민들이 도시를 더욱 잘 사용할 수 있도록 도시공간을 설계하는 과정에 크게 기여할 수 있을 것이고 결국, 좀 더 좋은 도시를 만들 수 있을 것이다.

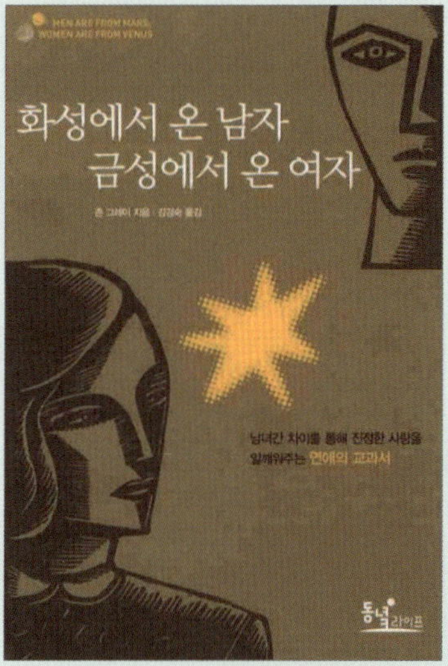
MEN ARE FROM MARS, WOMEN ARE FROM VENUS
화성에서 온 남자
금성에서 온 여자

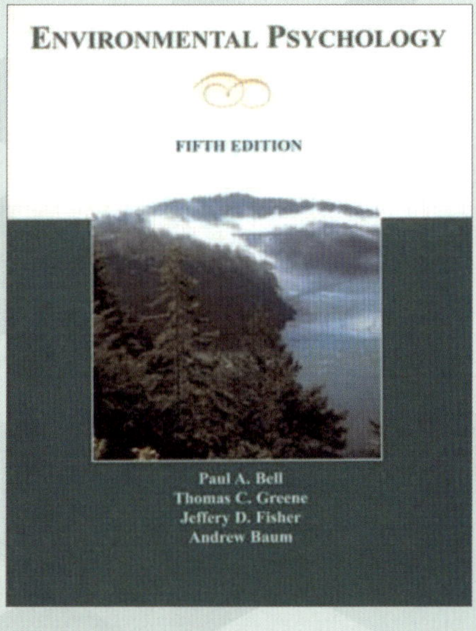
ENVIRONMENTAL PSYCHOLOGY
FIFTH EDITION
Paul A. Bell
Thomas C. Greene
Jeffery D. Fisher
Andrew Baum

휴먼스케일(Human Scale)

최근 젊은 세대들은 도시 내 낯선 공간 이곳저곳에서 생경한 장소가 주는 느낌과 풍광을 체험하면서 즐기고 있는데, 이처럼 도시를 구성하는 다양한 시설물과 장소가 도시민들의 행동과 경험에 어떤 영향을 주는지 살펴보고 신체를 이용한 크기 측정은 도시 전문가들에게는 매우 중요한 수단이다. 좋은 디자인은 즉흥적, 무작위적, 상상력 및 직감 등 감각적 측면이 강하기도 하지만, 공간을 이용할 사람들의 신체 크기나 행동에 기반해 디자인한다면 그것은 더욱 사용자 친화적이고 미적인 것이 될 수 있다. 고대 신전의 지붕과 기둥 등에 사용된 황금비율(1.618) 또는 레오나르도 다 빈치(Leonardo da Vinci)의 "인체 비례도(Canon of Proportions)"가 휴먼스케일을 사용한 것이다.

창조적 속성을 가진 설계과정에 이러한 휴먼스케일이 왜 필요할까 하는 생각이 들겠지만, 개인이 양팔을 벌릴 때 만들어지는 동그란 원은 대략 본인의 키 크기랑 비슷하고 다른 사람이 그 안으로 들어오게 되면 경계심을 가지게 되는 사적영역(private territory)이 형성된다. 에드워드 홀(Edward Hall)은 "숨겨진 차원(Hidden Dimension, 1966)"에서 공공생활을 위해서는 일정 거리가 필요한

데 그 거리는 120~360㎝이고 사회적 거리(social distance)라고 하였다.

휴먼스케일을 활용해 도시를 만들려는 노력은 최근 3기 신도시에서도 많이 나타나고 있는데, 과거 1기 및 2기 신도시처럼 공동주택 블록 크기를 200~300m의 슈퍼블록으로 하는 것이 아니라 80~120m 내외 크기의 중소규모 블록을 가지고 걸음걸이로 약 600보, 시간적으로는 5~6분 정도 소요되는 반경 400m의 보행 중심 커뮤니티를 만들고 있다. 그 이유는 도시의 블록 크기가 작을수록 사람들이 다니기가 훨씬 수월하고 길을 선택할 자유도도 커지며, 이 정도의 거리는 쉬지 않고 걸을 수 있으므로 휴먼스케일을 활용한 반경 400m를 도시설계 척도로 사용하고 있다.

최근 파리나 상하이에서는 15분 동네 만들기, 국내에서는 서울이 10분 동네, 부산과 제주는 15분 동네, 정부도 'N분도시' 만들기를 하고 있는데 도시민들이 필요로 하는 기초생활 SOC를 10분 또는 15분 정도 내외로 걸어서 이용할 수 있도록 하는 노력이다. 10분 동네라면 반경 800m로 1,200보 정도가 되는 경계를 말하며, 걸음걸이를 척도로 사용하고 있는 이유는 걷기 좋으면서 보행권에 기초생활 SOC가 잘 갖추어진 도시가 전 세계적으로 살기 좋은 곳이라는 평가를 받고 있기 때문이다. 그러면 사람들의 평균 보폭은 얼마나 될까? 골프 매니아들은 그린에서 깃대가 꽂힌 홀에 공을 넣기 위해 발걸음을 통해 거리를 파악하기에 대부분 알고 있겠지만, 한국인의 경우 약 76㎝라고 알려져 있으며 일반적으로 본인 키에서 100㎝를 빼면 된다.

서울 신촌에는 2014년에 개통된 '연세로대중교통전용지구'가 있으며, 이전에 이곳은 보행로에 각종 시설물이 있어 보행로를 막고 있었고, 유효보도폭이 3배 이상이 나와야 하는데 실제로는 1~2m 정도로 매우 복잡하였으나, 전선지중화 및 보도폭 확장으로 지금은 넓어져서 국내외적으로 주목을 받고 있다. 과연 얼마나 변했기에 그런지 앞선 보폭으로 측정해 보면 좁은 곳은 6걸음 약 4m, 넓은 곳은 11걸음 약 8m 정도가 되고 있다. 강남 테헤란로에 설치된 넓은 보도를 제외하면 아마 서울에서도 보기 드물게 넓은 보행로를 그리고 차로와 보행로간에 단차가 없는 곳 중의 하나일 것이다.

본인 신체뿐만 아니라 기구를 이용해 도시 공간을 측정해 보는 것도 도시를 이해하는 데 큰 도움이 되는 방법이다. 특히 자전거를 이용해 도시와 도시를 이동해 보면 자동차나 대중교통이 주는 것과는 전혀 다른 거리감을 가지게 되는데, 철판으로 둘러싸인 차 안에 있을 때보다 온몸으로 자연을 느끼며 이동하다 보면 아주 먼 곳에 있다고 느껴졌던 도시들이 생각보다 매우 근접해 있다는 것을 알게 된다. 도시 간 이동은 대부분 도로를 이용하게 되는데, 일부 도시는 자전거 도로가 접근성이 훨씬 좋아 이동시간을 줄여주기 때문에 물리적 거리뿐만 아니라 그동안 가졌던 심리적 거리감도 줄여준다. 택시로 20분 또는 지하철로 30분 소요되는 곳이 자전거로는 10분밖에 걸리지 않는 편리성이 존재하고 그런 이유로 공유자전거 이용의 폭발적 증가가 설명될 수 있지 않을까 생각된다.

매튜 프레더릭과 비카스 메타(Matthew Frederick and Vikas Mehta)는 "우리가 알아야 할 도시디자인 101(101 Things I Learned in Urban Design School, 2018)"에서 거리 및 광장 등을 디자인할 때, 유사한 공간을 방문하여 치수를 직관적으로 가늠해 본 후 실제로 공간을 측정해서 예상한 것과 비교해 보는 노력을 권하고 있다.

도시민들도 365일 24시간 살아가는 도시를 좀 더 재미있고 잘 이해하기 위해서는 우리 신체가 가진 평균 보폭 및 양팔 길이와 같은 신체 척도 또는 자전거를 공간 측정 도구로 하여 도시를 구성하고 있는 요소들의 크기 및 거리감을 느껴보면 좋을 것 같다. 그렇게 하다 보면 휴먼스케일 관점에서 잘된 곳과 그렇지 않은 곳이 어디인지를 파악할 수 있고, 내가 일상에서 마주하는 도시에 점점 익숙해질 것이며 외롭고 삭막하기만 한 도시생활도 훨씬 재미있을 것이다.

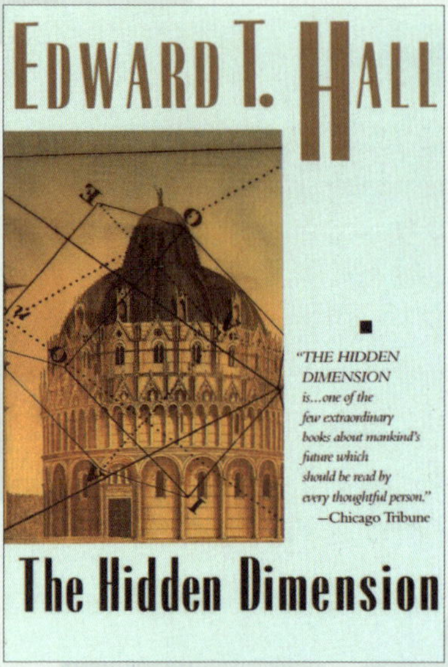
EDWARD T. HALL
"THE HIDDEN DIMENSION is...one of the few extraordinary books about mankind's future which should be read by every thoughtful person."
—Chicago Tribune
The Hidden Dimension

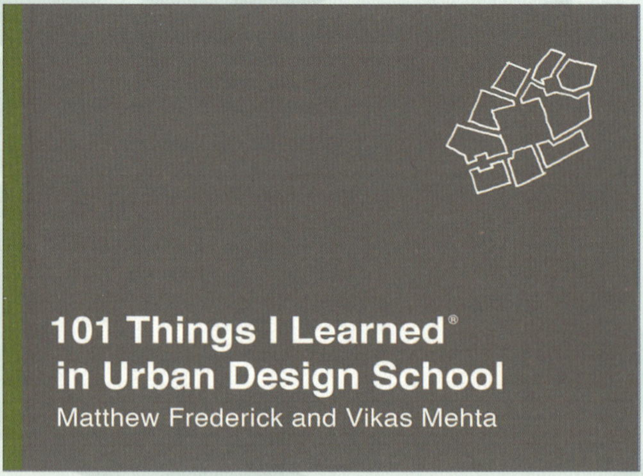
101 Things I Learned®
in Urban Design School
Matthew Frederick and Vikas Mehta

근린주구이론

근대 생산 위주의 패러다임은 진보와 과학기술의 맹신으로 무분별하게 도시를 개발해 왔고 이로 인해 현재의 도시는 질적 측면에 대한 충분한 고려가 없이 외형 그리고 양적인 팽창을 거듭해 오면서 대량생산, 대량소비 및 대량 폐기의 악순환이 반복되고 있다. 그 결과 자연은 오염되고, 교통은 혼잡해졌고, 도시의 정통성과 개성은 무시되는 결과가 나타나고 있는데 그동안 개발이란 미명아래 인간이 생태계를 교란시켜 왔으며, 인간만을 능동적인 존재로 인식하여 다른 생명체는 피동적으로 생각한 게 사실이다. 하지만 이제는 자연과 인간이 공존할 수 있는 방향으로 선회하지 않으면 공멸할 수밖에 없으며, 또한 인간 중심으로 생명체 간의 균형을 깨버린다면 생태계의 악순환은 계속 반복될 것이다. 특히 최근 지구온난화에 따른 기후변화는 인간으로 하여금 이러한 명제를 더욱 자각하게 만들고 있다.

20세기는 물리학적 패러다임에 의해 환경보전과 경제발전이 서로 대립하는 시대였다면, 21세기는 생물학적 패러다임 전환으로 인해 환경과 경제가 공존하는 시대가 도래하고 있다. 따라서 21세기는 근대주의적 사고방식의 문제점에서 벗어나 각 지역의 역사문화적 다양성 인정, 도시의 유기적 맥락 이해 그리고 고유의 전통환경보전 방향 등으로 패러다임 변화가 진행되고 있다. 이러한 관점은 선진국에서 이미 실천의 전환을 동반하여, 미국, 일본 및 유럽 등에서 지속가능한 주거지개발을 지향하도록 계획하고 실행해 가고 있다.

미래의 주거지 조성을 위해서는 공동주택을 포함한 주택이라는 결과물이 최종적으로 나오도록 영향을 주는 미래의 변화요소들을 검토해야 한다. 즉 미래 도시주거지 조성에 막대한 영향을 미칠 것으로 보이는 근대 주거지계획이론 및 현대 주거지계획이론을 살펴보면 미래주거지 조성을 위해 고려되어야 할 사항들이 도출될 수 있을 것이다.

도시 내 주거지 계획 시 중요하게 고려되는 개념의 하나인 커뮤니티는 사용자마다 다양하지만 일반적으로 영역적 관점(territorial aspect)으로 일정한 지역에서 생활하는 주민들의 집합체, 즉 지역사회의 의미와 일정 지역의 사람들이 집단적으로 모여 공동의식이나 목적을 가지고 상호 사회적 관계를 유지하는 공동사회를 의미하고 있다. 커뮤니티 개념이 등장한 배경으로는 19세기 후반과 20세기 초 산업혁명에 따른 급속한 사회적 변화와 함께 전통가치의 붕괴 및 개인·이웃·지역사회 간의 전통적 연계성이 약화되기 시작하였고 이후 도시 내 인구의 급격한 증가는 주택 부족과 주거환경의 악화라는 도시문제를 발생시켰다. 이러한 문제점을 해결하기 위해서는, 가족·근린·지역사회의 결합관계를 재구축하는 것이 비인간적인 환경으로 변화되는 도시에서 인간의 존엄성, 정체성 및 복지를 회복하는 방법이라는 의견이 제기되기 시작했다.

산업혁명 이후 과밀한 공업 도시의 출현으로 인해 나타난 도시문제에 대한 해결책으로 에버네저 하워드(Ebenezer Howard)는 1898년에 농촌의 자연환경을 유지하면서 작업과 여가의 기회를 부여할 수 있는 전원도시(Garden City) 모델을 제안하였고 경제적 자족성을 바탕으로 적정규모의 이상적인 커뮤니티를 이루고자 하는 노력을 시도하였다. 이러한 노력은 이후 주거지 계획과 밀접하게 관련된 근린주구(neighborhood)개념의 기초가 되었다. 1928년에 뉴욕에서 24km 떨어진 뉴저지의 4,210ha의 대지에 시행된 래드번(Radburn) 계획은 이러한 근린주구개념을 한 층 더 발전시켰는데 12~20ha의 대가구를 형성하고 그 가운데로는 통과교통이 발생하지 않도록 하였다. 또한 대가구는 상호 관통되어 있는 개방녹지로 둘러싸였으며 보행자도로의 개념을 도입하면서 쿨데삭 클러스터의 주택을 배치하는 등 근린주구개념을 한 층 더 발전시켰다.

레드번 개념은 이후 1929년 클라렌스 페리(Clarence Perry)가 "근린주구단위(The Neighborhood Unit)"라는 글을 통해 한층 더 발전하게 되었다. 페리는 20세기 초 무질서한 도시로부터 주민들을 보호하고, 작고 관리가 편리한 주거단위를 구성함으로써 주민들이 지역에 긍지를 갖게 하려고 하였다. 페리는 물리적·사회적 개선을 위해 조직이 서로 도와가며 생활할 수 있는 사람중심의 계획단위를 제안하였는데, 이것이 근린주구 단위(neighborhood unit)인 것이다.

그 개념을 살펴보면 이웃(neighborhood)이란 주거지에서 근접거리에 의해 관계가 맺어지며, 어떤 필요성이 생겼을 때 도움을 주고받을 수 있는 관계에서 출발하고, 근린관계(neighboring)는 이웃 간에 이루어지는 사회적 활동과 이러한 활동에 의해 형성되는 관계, 근린주구(neighborhood)는 물리적 환경의 집합체로서만이 아닌, 구성요소 간의 상호작용에 의해 특별한 감정과 정서적 유대관계가 유지되는 실체(entity)를 의미한다. 결과적으로, 근린주구란 동질적 공동체로서의 개념이 강조되는 사회단위로 그곳에서 지역의식이 형성되고 공동서비스나 사회활동을 영위하는 데 필요한 각종 시설을 주변에 확보·활용할 수 있는 지역적 공간범위로 정의될 수 있다.

페리가 이야기한 근린주구는 간선도로로 둘러싸여 있고, 도보권 내에 초등학교, 근린공원 및 놀이터 같은 기초생활SOC시설이 입지하게 되는 일단의 지역으로 그 특징은 400~800m 반경에 초등학교 한 개를 유치할 수 있는 인구가 있는 지역을 근린주구의 기본단위로 설정하였다. 근린주구는 주간선도로로 둘러싸여 초등학생이 안전하게 학교에 다닐 수 있도록 통과교통을 억제시키고 커뮤니티 시설은 도보권 기준으로 배치하여 근린주구 내 안전성, 편리성 및 쾌적성 확보를 목적으로 하고 있다.

현대 도시는 지속적인 도시화, 인구집중, 차량 의존적 생활, 새로운 도시문화, 기술발달로 근대 근린주구이론을 지속적으로 사용하는데 한계가 나타나게 되었고 공간의 속박을 싫어하고 이동성이 커진 현대인들의 생활을 근대 근린주구에서 정의하고 있는 공간적 단위에 한정시키는 것은 무리이며 규모 또한 자족적 주거단위를 이루기에는 너무나 작았다. 또한 미래의 변화추세에 대한 수용성이 결여되어 있으며 블록단위도 커서 외곽도로에 교통량을 집중시키게 되고 가로폭을 커지게 하는 등 근대 근린주구이론의 한계를 극복하며 현대도시에 적합한 새로운 근린주구이론을 정립하게 되었다. 그러나 페리가 주창한 근린주구이론이 내포한 기본원리는 지금도 현대도시를 설계하는 이론으로 작동되고 있다.

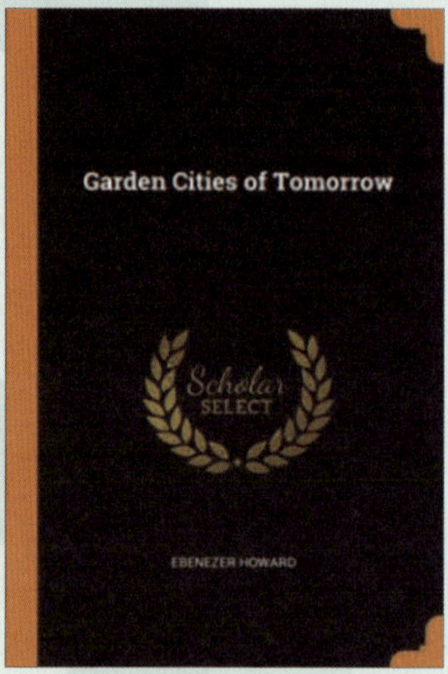
Garden Cities of Tomorrow
Scholar
SELECT
EBENEZER HOWARD

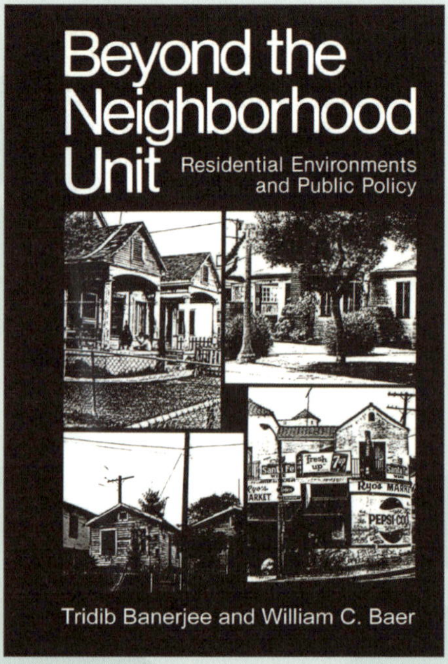
Beyond the Neighborhood Unit
Residential Environments and Public Policy
Tridib Banerjee and William C. Baer

현대 근린주구이론

기존 도시 및 근대 근린주구이론이 가진 문제점을 바탕으로 1980년대부터 도시문제 해결책을 제시하는 새로운 근린주구 이론들이 나타나게 되었는데 이러한 이론들로는 어번빌리지(Urban Village), 뉴어버니즘(New Urbanism) 및 생태 근린주구(Eco-Neighborhood) 등이 있다.

어번빌리지는 영국에서 찰스 황태자가 모더니즘의 대안으로 쾌적하고 휴먼스케일(human scale)의 도시환경을 계획하기 위해 도시건축에 대한 전문가의 필요성과 책임성을 강조하였고 이를 바탕으로 건축가, 도시계획가 및 교육가 등이 1989년 어번빌리지라는 협회를 조직하여 시작하였다. 어번빌리지의 개념은 과거의 인간적이고 아름다운 경관을 지닌 도시를 구성하는 수단을 통칭하는 용어로 복합용도 지향, 도시 속에 마을의 특징을 가진 지역 건설, 오픈 커뮤니티 지향, 다양한 용도의 혼합, 대중교통시스템의 통합, 공공공간의 체계화 및 좋은 지역시설 제공을 기본 원칙으로 하고 있다.

토지이용방식은 직주 근접을 통한 도시의 활성화와 에너지 절약, 궁극적으로 커뮤니티의 통합을 목적으로 하고 다양한 크기, 다양한 직장 및 다양한 도시 기능을 수용하도록 계획하고 있다. 주거에 있어서는 임대주택 비율을 높이고 주거유형을 다양화하는 방법으로 주거지역 내 소득계층의 다양화도 추구한다.

교통계획 및 동선계획은 보행으로 대중교통에 접근 가능하도록 도시 중심에 대중교통의 결절점을 위치시키고 있다. 또한 각 가로는 도시 내 중심공간으로 유연하게 연결시키면서도 위계에 따라 구분시켜 차량의 속도도 저감시키고 시각적인 수법을 통해 친근한 가로경관을 창출하고자 노력하고 있다.

녹지 및 오픈 스페이스 계획으로는 기존의 자연 지형을 보존하면서 공공공간과 연계시키고 대중교통 결절점 등에 오픈 스페이스를 배치시키고 있다. 시설계획으로는 도시 중심지에 필요 시설을 배치하여 커뮤니티를 활성화시키고 교통의 결절점과 녹지 오픈 스페이스 및 커뮤니티 시설을 연계·배치시키며 상업시설은 생활가로변에 배치하고 있다.

어번빌리지는 약 40ha의 크기에 3,000~5,000명의 인구가 거주할 것을 제안하고 있으며 반경 400m에서 최대 900m 정도로 도보로 10분 이내에 도달할 수 있는 경계에서 모든 시설을 배치하고 밀도는 대략 75~125인/ha 정도로 기존 영국 주거지에 비해 높게 계획하고 있다. 어번빌리지는 휴먼스케일의 친근한 전원풍경 창출(the place), 개별 건물들의 크기와 위치는 각각의 중요도와 관련(hierarchy), 휴먼스케일의 건물(scale), 근린의 조화(harmony), 담장이 있는 정원과 공공광장(enclosure), 친근한 지역재료의 사용(materials), 전통적인 풍부한 디자인(decoration), 건물에 통합된 예술(art), 간판과 조명은 경관과 통합되도록 디자인(sign and light), 주민참여적이고 인간친화적 환경(community)이라는 10가지를 원칙으로 삼는다.

이와 반면에 1980년대 이후 미국에서 시작된 뉴어버니즘은 기존 모더니즘에 기초한 미국의 도시 특징인 단일용도 간선도로로 둘러싸인 슈퍼블록, 도시교외화(urban sprawl), 도시 공동체 관계 단절, 자동차 중심의 삭막한 도시환경에 대한 반성으로 물리적 환경 및 공공정책 개선을 통해 도시 문제를 해결하고자 미국의 지역사회 대표자, 도시및 건축 관련 전문가, 시민 등으로 구성되어 활동이 전개되었다. 전통적인 유럽도시가 가진 장점들을 도입하여 보행자를 우선시하며 도시 커뮤니티를 활성화시키기 위한 새로운 계획개념으로 뉴어버니즘이 출현하였다.

뉴어버니즘의 기본 원칙은 대중교통을 중심으로 지역의 성장한계를 압축적으로 조직하고 상업, 주거, 업무, 공원 및 공공시설 등이 대중교통 결절점으로부터 보행거리 내에 위치하도록 하고 있다. 이를 위해 지역 내 목적지로 연결되는 친근한 보행체계 구축, 도시의 밀도 및 주거 형태 등에 있어 다양성 추구, 자연의 생태계 및 오픈스페이스 보존, 지역 주민의 활동과 건물의 방향을 고려한 공공공간 배치, 기존 커뮤니티 내 대중교통의 축을 따르는 개발 그리고 복합적인 토지이용체계를 원칙으로 하고 있다.

생태 근린주구는 과거 페리의 근린주구이론을 바탕으로 하고 있으나 교통체계, 공공시설 및 녹지 연결을 적극적으로 수용하고 있으며 지속가능한 개발이라는 패러다임 안에 친환경적 측면을 포함하여 생태 근린주구계획을 발전시키고 있다. Hugh Barton(2002)의 생태 근린주구이론은 생태적 개념의 근린주구 계획의 전제로 지역 자치권의 확대, 선택과 다양성의 확대, 장소의 특성에 대한 대응, 연계와 융합, 유연성과 순응성 및 사용자의 조절과 같은 6가지 원칙을 제안함으로써 과거와 차별되는 근린주구이론이 되고 있다.

이 이론은 무엇보다도 현대의 패러다임 중 가장 논의가 많이 되고 있는 친환경적인 내용을 부각시켰다는 데에서 주목할 만하며 종래의 근린주구와는 다른 Township, Local Catchment Area, Environmental Area, Neighborhood 및 Home Zone과 같은 생태적 5가지 영역을 정의하였다. 주요 특성은 에너지, 수자원, 건물,

유기적 성장 및 야외활동의 다양성에 대한 지속가능한 개발의 기술 발전을 이룩했지만, 주민에 대한 고려가 미흡하고 대다수 개발이 주민의 자발적 참여가 아닌 공공중심으로 전개되고 있다는 문제점을 보여주고 있다.

현대 근린주구이론들은 생활권 구성면에서 도보로 10분 이내에 초등학교, 공공시설 및 편익시설 등이 이용 가능한 생활권 범위에 있고, Urban Village는 반경 300m, New Urbanism은 반경 400~550m, 생태 근린주구는 반경 400~800m 내에서 지역시설을 이용할 수 있는 생활권을 요구하고 있다.

또한 커뮤니티 의식 고취를 위해서는 복합용도의 근린주구 설계를 통한 가로와 커뮤니티 활성화, 공원 및 녹지 등의 녹지공간과 광장, 플라자 등의 오픈스페이스가 연계된 공공공간을 커뮤니티의 중심으로 설정, 공공공간을 건축물의 배치와 주민활동의 주요 초점으로 활용하고 있다. 또한 다양한 크기, 가격 및 유형의 주거타입을 혼합시켜 사회적 혼합(social mix)이 가능하도록 하여 커뮤니티 활성화를 도모하고 있다.

대중교통 및 녹지교통측면에서는 근대 근린주구이론과는 달리 교통을 중심으로 한 네트워크적 접근, 현대 도시민들의 이동공간의 확대의 필요성을 고려한 대중교통 이용 및 지속가능한 개발의 원칙 하에 에너지의 효율적 이용을 지향하고 있다. 교통 결절점으로부터 보행거리에 상업, 주거, 업무, 공원, 공공용도 등을 입지, 보행친화적 가로연계망을 구축, 가로의 위계 구분 및 보행자의 활동성을 증진시킬 수 있는 가로디자인을 하고 있다.

친환경네트워크 측면에서는 지속가능한 인간정주지 개발이라는 기본방향 하에 환경보존과 친환경적인 주거지 계획에 대한 필요성을 제기하고 지역성과 장소성을 만들 수 있는 지역 환경의 특성이 중요하다는 관점을 가지고 생태적으로 민감한 서식지와 하천유역을 보존하고 있다.

지금까지 현대 근린주구이론의 특징을 살펴보았는데 이를 바탕으로 다음과 같은 노력이 필요할 것이다. 첫째, 산업시대 초기사회의 동질적 생활패턴과 달리 현대 거주자들의 생활패턴은 매우 다양한 양상을 보이고 있어 완결성을 가지면서 폐쇄적인 근린주구단위는 더 이상 사람들의 다양한 활동 및 사회적 관계성을 수용할 수 없다. 특히, 모더니즘에 기초한 단일용도 토지이용 및 간선도로로 둘러싸인 슈퍼블록 등은 자동차 중심의 삭막한 도시를 만들었기에 미래 도시주거지는 대중교통과 보행권 중심의 근린 영역의 확립이 필요하다. 이를 위해서는 보행권이 중심이 되는 반경 400m를 근린주구 영역의 기본으로 하는 다양한 위계의 생활권을 제시하고 폐쇄된 근린단위가 아닌 근린 간의 연계성을 고려하고 단위 근린마다의 특성을 확보할 수 있도록 계획을 유도하여야 할 것이다.

둘째, 모더니즘에 기초한 도시는 자동차 중심, 슈퍼블록 및 공원 위의 타워 등으로 인해 도시 공동체가 단절된 삭막한 도시를 만들게 되었다. 이를 극복하기 위해서는 보행자 가로를 정비하고 커뮤니티 시설을 증설하는 등의 물리적 계획과 커뮤니티 활성화를 위한 다양한 프로그램들을 계획하고 거주자들 간의 지속적 접촉과 공동생활에 참여시키는 사회적 계획을 통해 다양한 연령대와 계층이 포용되는 지역공동체를 형성해야 한다. 향후 주거지는 학교와 연관된 교육, 문화, 복지시설을 커뮤니티 중심시설로 중심상업지구, 공공서비스 및 오픈스페이스를 상호 연계시키고, 직주근접의 원칙 하에 도시, 지역, 블록, 가로의 위계에 따라 다양한 형태의 커뮤니티 시설을 배치하여야 할 것이다.

셋째, 대중교통을 활성화시키고 대중교통수단은 도보로 접근 가능한 범위와 가로 연계를 통해 보행자의 접근성을 확보해야 한다. 주거 공간은 자동차 동선과 보행자 네트워크 체계 모두를 보장하고 도시민들의 대중교통 이용을 최대화할 수 있는 공간적 체계를 마련하여야 한다. 그리고 차도에 의한 보행자 네트워크의 단절을 최소화시키고 보행 및 자전거 네트워크 체계를 구축하여야 하며 이러한 네트워크는 대중교통의 연계체계 및 환승시스템과 연계되어야 할 것이다.

넷째, 기존의 무분별한 도시 확장, 자동차 위주의 도시구조, 자원의 무분별한 사용에 따른 환경 및 에너지 문제의 심각성으로 친환경적이고 탄소저감형 도시환경을 조성해야 할 것이다. 기존에 있는 오픈 스페이스를 적극적으로 보존하고 녹지 간 네트워크를 형성해야 하며 재생에너지 및 대체에너지를 적극적으로 사용하는 주거단지로 조성하여야 할 것이다.

지나온 패러다임에 기반하여 새로운 근린주구이론을 만들고 이를 현재와 미래 도시에 적용하려는 노력은 꾸준히 필요할 것이다. 이러한 노력들이 앞으로 우리 도시가 나아가야 할 방안을 완벽하게 제시해 주는 것이라고는 단언하지 않지만, 최소한 이런 노력들을 통해서라도 현재 우리 도시가 당면하고 있는 구조적 문제를 해결하면서 도시 거주자들에게 도시가 단지 거주지가 아닌 총체적인 삶의 터전이 될 수 있도록 해야할 것이다.

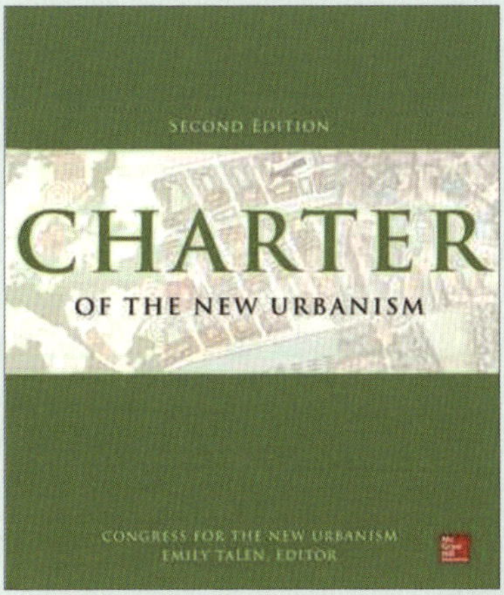
SECOND EDITION
CHARTER
OF THE NEW URBANISM
CONGRESS FOR THE NEW URBANISM
EMILY TALEN, EDITOR

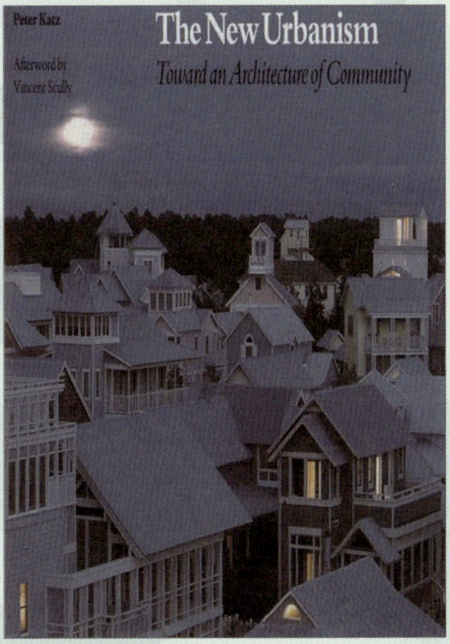
Peter Katz
The New Urbanism
Afterword by
Vincent Scully
Toward an Architecture of Community

형태와 기능

'애플 마니아'나 '테슬라 마니아'라는 이야기를 들어본 적이 있을 것인데, 이처럼 특정 제품에 무한 충성을 보이는 사람들이 매우 많고, 이들에 대한 평가 또한 다양하다. 많은 인기를 가진 테슬라 차량을 살펴보면 디자인 분야 종사자들이 늘 가진 형태(Form)와 기능(Function) 간의 명제가 머릿속에 맴돈다.

1896년 건축가 루이스 설리반(Louis Sullivan)이 Lippincott's Magazine에서 The Tall Office Building Artistically Considered라는 글을 통해 "형태는 기능을 따른다(Form follows Function)"를 주장한 후, 디자인 분야에서는 기능에 직접적인 개입을 하지 않는 장식적 요소를 배제하기 시작했고, 결국 모더니즘(Modernism)이라는 도시 이론으로 발전되었다. 물론 그 이전까진 "기능은 형태를 따른다(Function follows Form)"라는 명제가 존재하거나 주장되지는 않았지만, 장식적 요소 사용에 제약 없이 형태도 만들고 기능도 부여했던 것이 사실이다.

최근 출시되고 있는 일부 차량의 실내 형태는 과거와 전혀 다른 모습을 보여주고 있는데, 커다란 태블릿과 같은 센터페시아 인포테

인먼트 시스템이 설치되어 수많은 버튼으로 이루어진 오디오 및 공조기 시스템을 터치식으로 바꾸어 버린 깔끔 그 자체가 되고 있다. 여태껏 A사의 전자기기만 그런 줄 알았는데 현대 디자인의 기본으로 받아들여진 설리반의 명제를 T사 차량은 더욱 발전시켜 미니멀리즘의 총아라는 느낌을 만들고 이를 무척 좋아하는 계층이 늘어나고 있다.

점점 대형 모니터에 의존하여 작업하는 현대인들에게 화면 내 작은 정보들이 잘 보이지 않아 차량 기능을 작동시키는 것이 어렵지 않을까? 하는 걱정이 앞서게 된다. 이와 반면 일부 자동차들은 장식을 적극적으로 활용해 기능의 효율성을 더욱 높여 주기도 하는데, 도시에서도 20세기 중후반부터 지나친 모더니즘에서 벗어나 전통과 장식을 중히 여기는 포스트모더니즘 또는 신도시주의가 등장하기 시작했다.

로먼 마스(Roman Mars)가 “도시의 보이지 않는 99%(The 99% Invisible City, 2020)”에서 설명하고 있는 맨홀 뚜껑은 형태와 기능의 좋은 사례가 될 수 있을 것이다. 거리를 걷다 보면 바닥에 주철로 만든 뚜껑 같은 것들이 많이 있는데, 도시 하부에는 다양한 시설이 매설되어 있고 이들을 유지 및 관리하기 위해 뚜껑을 설치하고 있는 것이다. 해외에 나가 보면 특히 일본의 경우 아름답고 멋진 예술적 맨홀 뚜껑이 많아 그 자체가 도시문화를 만들기도 하고, 미국처럼 지역적 특성과 이미지를 담기도 해서 이곳이 어느 도시인지 알려주기도 한다.

최근 국내 한 지자체에서 공공시설물 표준디자인을 개발하면서 논쟁 중의 하나가 맨홀 뚜껑이었다. 디자이너는 담당 공무원들의 의견을 반영하여 그 작은 뚜껑에 지자체 이름, 숫자 및 용도별 색깔을 넣은 결과를 제시하였는데, 한 자문위원이 단순화와 미니멀리즘이 세계적 추세인데 실무에서 요구하는 사항을 반영하게 되면 지나치게 장식적인 것이 될 뿐만 아니라 미래 트렌드에도 부합되지 않으니 예술작품 그 자체로 만들라고 지속해서 주장하였다. 한편으로는 이해되었지만, 도시를 관리하는 측면에선 추가적 기능 요구가 비록 장식적인 요소가 되더라도 이를 반영한 제품이 더 바람직하다는 생각이 들기도 하였다. 그 이유는 도시 지하에 매설된 시설들은 매우 다양해서 그 유형, 기능과 위치를 제대로 파악하지 못한 채 파헤치다간 커다란 사고가 발생할 수 있기 때문이다.

최근 이런 시설물들이 디지털화되고 있지만, 아직도 도시에서 굴착행위가 이루어질 때 빨간색, 파란색 및 녹색 등 각각의 색깔로 주변에 시설물의 유형, 위치 및 깊이 등을 표시 후 작업하고 있다.

맨홀 가장자리에 색깔을 띤 원을 만들어 주기를 요구한 것은 지하 시설물의 유형 파악을 위한 것, 불빛 반사 기능을 요구한 것은 야간에 식별을 위한 것, 숫자를 요구한 것은 위치 파악을 위한 것, 즉 도시관리를 쉽게 하려고 다기능을 반영한 맨홀 뚜껑을 만들어 달라고 요청한 것인데, 지나치게 미니멀리즘과 미적인 것만을 강조한 것은 아닌가라는 생각이 들었다.

도시와 관련된 시설에 대한 디자인은 순수 예술과는 다른 접근 방법이 요구된다. 소비자 입장에서 사용을 편리하게 한다는 명분으로 미니멀리즘은 빼는 디자인을 실천하고 순기능에 방해되는 형태들을 무시하는 측면이 매우 강한데, 한편으로는 비용 절약과 생산성이라는 가치에 지나치게 방점을 찍고 있는 것은 아닐까? 라는 의구심을 가지게 된다.

형태 및 기능과 관련한 모더니즘적 명제는 지속될 것으로도 보이지만, 도시를 만드는 사람들의 역할은 형태를 부여하는 것을 넘어서 기능과 그 이상의 것에 관한 결정을 직접 내리는 역할도 수행해야 할 필요가 있을 것이다. 형태와 기능 중 한 가지만 지나치게 강조하고 나머지가 부속화되기보다는 양자가 서로 조화된 도시가 진정으로 도시민을 위한 공간일 것이다.

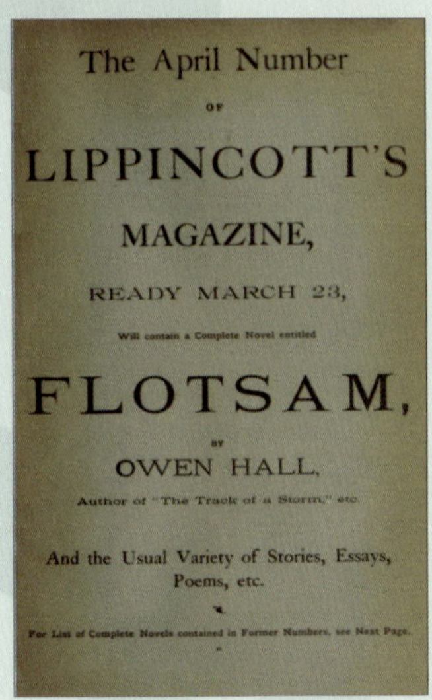

The April Number

OF

LIPPINCOTT'S

MAGAZINE,

READY MARCH 23,

Will contain a Complete Novel entitled

FLOTSAM,

BY

OWEN HALL,

Author of "The Track of a Storm," etc.

And the Usual Variety of Stories, Essays, Poems, etc.

For List of Complete Novels contained in Former Numbers, see Next Page.

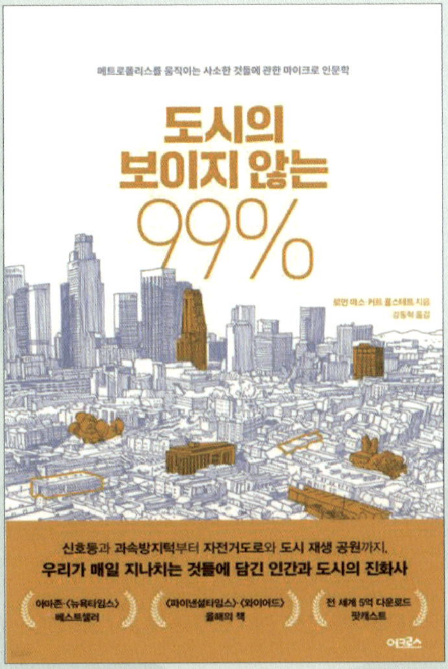

도시환경설계를 통한 범죄예방(CPTED)

현대사회 도시공간에서 삶의 질을 판단하는 지표로 커뮤니티 활성화, 공동체 유대감 형성 및 생활 안전 등이 사용되고 있다. 우리나라는 급격한 도시화과정 속에서 전통적인 가치관과 사회규범이 붕괴되고 더불어 현대도시가 갖고 있는 각종 도시문제(고밀화, 단일 토지이용 및 커뮤니티 의식 약화 등)로 인해 발생되는 도시범죄가 나날이 증가하고 있고 범죄특성 또한 흉포해지고 있어 심각한 사회문제로 대두되고 있다.

현대도시의 공공공간에서 발생하는 수많은 범죄와 위협은 사람들이 머물 공공공간에서의 인간 활동을 위축시켜 살고 싶은 도시를 만드는 노력을 방해하고 있다. 예를 들어 주거지 주변 공원은 시도 때도 없이 주변 불량배들의 금품탈취, 성범죄 등의 장소로 이용되기도 하고, 도심의 공공공간과 녹지들은 야간에 범죄 우발지역으로 변하기 쉬운 것으로 분석되고 있다. 도시공간에서 발생하는 범죄 및 범죄에 대한 두려움은 도시환경을 파괴할 뿐만 아니라 도시거주자의 불안감과 상호불신을 조장하여 안전한 도시에서 살아야 하는 시민의 기본권리인 공공안전(public safety)을 위협하고 있다.

1960년대 초 제인 제이콥스(Jane Jacob)가 뉴욕에서의 거주경험을 토대로 한 '거주자와 물리적 환경과의 상호작용', '이웃이나 도로의 활성화가 삶에 미치는 영향', '주거환경과 범죄와의 다양한 연관성' 등을 설명하면서 CPTED 개념을 최초로 제기하였다. 그러나 CPTED라는 용어를 처음 사용한 사람은 레이 제프리(Ray Jeffery)로 "환경설계를 통한 범죄예방(Crime Prevention Through Environmental Design, 1971)"에서 도시설계와 범죄와의 관계를 이론적으로 소개하였다. 1972년에 오스카 뉴만(Oscar Newman)은 '자연적 감시', '접근통제' 및 '영역에 대한 관심'의 중요성을 설명하면서 소유감이나 영역감 부족이 범죄행위와 밀접한 관계에 있다는 것과 건물 설계 시 그 형태를 고려해야 하는 필요성을 강조하였다.

CPTED는 자연적 감시, 자연적 접근 통제 및 영역성이라는 세 가지 기본원리와 활동지원, 유지 및 관리라는 두 가지 부가원리를 바탕으로 이뤄진다. 기본원리는 첫 번째인 자연적 감시(Natural Surveillance)로 가시권을 최대화시킬 수 있도록 건물이나 시설물 등을 배치하는 것으로 침입자가 발생하였을 경우 쉽게 관찰할 수 있는 상태를 만들어 주민들이 이웃과 낯선 사람들의 활동을 쉽게 구분할 수 있다. 또 범죄용의점이 있다고 판단될 경우 경찰에 신고하는 등 적절한 조치를 취할 수 있도록 함으로써 범죄활동이 일어날 가능성을 감소시킨다.

두 번째 자연적 접근통제(Nature Access Control)는 사람들을 도로, 보행로, 조경, 문 등을 통해 일정한 공간으로 유도하는 동시에 허가받지 않은 사람들의 진출입을 차단하여 범죄목표물에 대한 접근을 어렵게 만들고, 범죄행동의 노출 위험을 증가시켜 범죄를 예방하는 것을 말한다. 공동 주택단지의 경우 주민편의 등을 고려하여 단지 내 출입구 수를 최소화함과 동시에 출입통제장치를 설치하여 허가받지 않은 사람의 출입을 차단하는 게 그러한 사례이다.

세 번째 영역성(Territoriality)은 어떤 지역에 대해 지역 주민들이 자유롭게 사용하거나 점유함으로써 그들의 권리를 주장할 수 있는 가상의 영역을 말한다. 영역성은 실질적이거나 가상적인 경계를 만들어 해당 지역에 대한 정당한 이용자와 그렇지 못한 사람들을 구별하고 지역 주민들 간에 공감대를 형성해 지역공동체를 만들어 낼 수 있다. 주거지에 설치된 울타리, 아파트 단지 내 문설주 같은 단지내 출입구, 표지판 등이 이러한 사례이다.

CPTED의 부가원리 중 첫 번째인 활동지원(Activity Support)은 공공장소에 대한 일반 시민들의 활발한 사용을 유도하고 자극함으로써 그들의 눈에 의한 자연스런 감시를 강화하여 인근 지역의 범죄위험을 감소시키고 주민들로 하여금 안전감을 느끼도록 하는 것이다. 공원 및 광장과 같이 다양한 사람들이 사용하는 공공장소는 가족, 성인 및 지역 주민들이 시간대별, 지역별로 공동 사용이 가능하도록 놀이시설, 휴게시설 등을 보강하거나 공연회 및 친목회 등 다양한 행사가 개최될 수 있도록 노력해야 할 것이다.

두 번째 유지 및 관리(Maintenance and Management)는 어떤 시설물이나 공공장소가 처음 설계된 대로 지속적으로 이용될 수 있도록 잘 유지하고 관리하는 것을 말하며 이는 사용자의 일탈행동을 자제시킴으로써 범죄를 예방하는 효과가 있다. 황폐화되거나 버려진 듯한 인상을 주는 공공장소는 사용자에 의한 통제나 관심 부족을 표시함으로써 무질서와 범죄발생 가능성이 높은 장소로 전락할 수 있다는 것이다.

삶의 질을 향상시키기 위한 지표 중 안전(safety)은 도시 및 건축 분야와 밀접하게 관련을 갖고 있으며 도시 내 거주민들의 도시공간에서의 활동에 대한 불안은 안전도시(Safe City)를 필요로 하고 있다. 고도화된 도시 형태를 가진 도시공간 속에서 인간이 살아가기 위해 범죄로부터의 안전을 마련하기 위한 CPTED를 고려한 도시계획 및 도시설계는 더욱 중요해질 것으로 보인다.

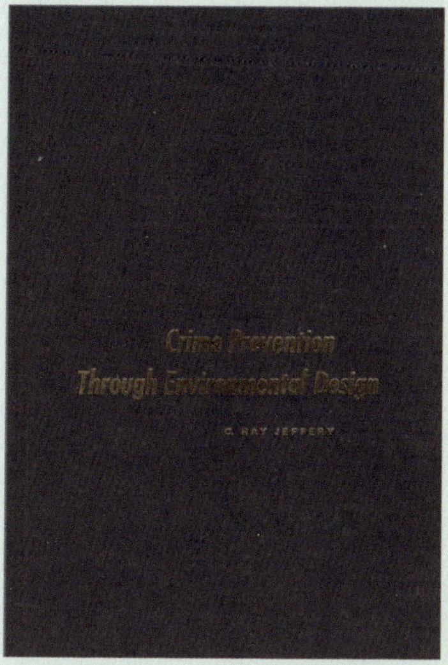
Crime Prevention
Through Environmental Design
C. RAY JEFFERY

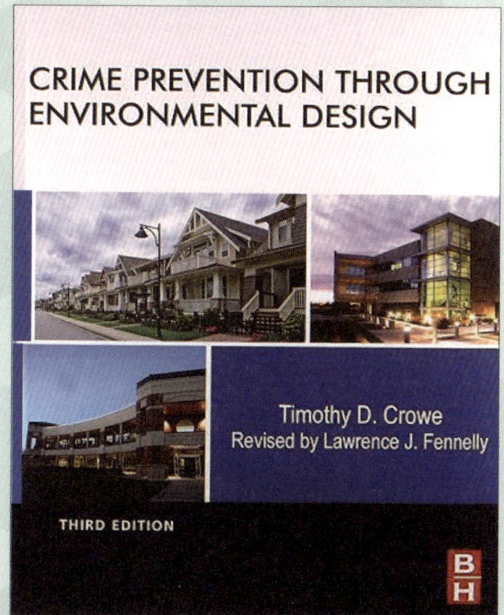
CRIME PREVENTION THROUGH
ENVIRONMENTAL DESIGN
Timothy D. Crowe
Revised by Lawrence J. Fennelly
THIRD EDITION

방어공간(Defensible Space)이론

방어공간 개념은 2차 대전 이후 미국의 급격한 도시변화와 밀접한 관계가 있는데 전쟁 이후 도시로의 인구집중 현상이 급속하게 진행되었다. 그래서 도시로 이주한 저소득계층을 위하여 고층주거 건물을 건설하여 공급하였는데 이러한 건물들에서 견잡을 수 없을 정도로 범죄가 발생하여 결국 철거되기에 이르렀다. 이런 과정에서 방어공간 개념이 등장하는데 물리적 환경의 변경을 통해 범죄예방 목적을 달성하고자 하는 용어로, 오스카 뉴만(Oscar Newman)의 저서 "Defensible Space, (1976)" 즉, "방어 공간"에서 유래되었다. 방어 공간이란 거주자와 지역 주민이 범죄에 노출되지 않도록 주변 환경을 조성한 도시공간을 지칭하는 개념이다.

방어공간의 주요내용은 감시성(surveillance)과 영역설정(territoriality)으로 도시 또는 거주환경의 건축학적, 도시학적 변경에 의해서 감시성과 영역설정을 확보하려는 것이다. 예를 들어 출입구와 같은 공용장소를 거주민들이 쉽게 감시할 수 있도록 재설계하여 주민들이 공용장소에 대한 책임감을 갖게 하고 그러한 책임감은 영역의식(territorial instinct)으로 발전되어 잠재적 범죄자에 대한 감시를 강화시켜서 범죄를 감소시킬 수 있다는 것이다. 범죄를 억제하는 네 가지 예방적 공간요소, 즉 영역성(territoriality), 자연적 감시(자기 영역을 감시할 수 있는 주민의 능력, natural surveillance), 이미지(건물에 관련된 낙인 여부, image), 입지조건(가로, 공원, 다른 인근 환경의 특징, milieu)을 제안하였는데, 이들은 단독으로 또는 결합하여 지역의 범죄억제에 영향을 미쳐 안전한 도시환경조성에 기여한다고 강조했다. 위 네 가지의 요소로부터 방어공간이 추구하는 가장 큰 목적은 거주자에게 자신의 재산과 권리를 방어하기 위해서 필요한 행동을 하는 의무감을 형성하도록 하는 것이며, 거주자 간에 잠재적으로 존재하는 감시태도를 유도하는 것이다.

방어공간이론과 더불어 살펴볼 수 있는 것은 “깨진 유리창 이론(Broken Window Theory)”으로 이것은 방어공간이론에 접목하여 이론의 폭을 확장시켜주고 있다. 깨진 유리창 이론은 범죄사회학자 Kelling and Wilson(1982)에 의해 형성된 이론으로 범죄와 무질서는 일종의 발전적 연속과정으로 서로 관련되어 있다는 전제를 안고 있다. 일반적인 범죄이론이 범죄의 가능성 예측과 형성조건이라는 정적인 측면에 중점을 두고 있는 반면, 깨진 유리창 이론은 범죄 형성과 진행의 동적인 측면을 부각시키고 있다.

깨진 유리창 이론은 범죄 발생 과정을 다루고 있는 방어공간이론과는 달리, 범죄 전파의 동적인 과정을 다루고 있는 것을 알 수 있는데 방어공간이론의 사회 특성과 관련을 가질 수 있다. 깨진 유리창 이론의 논의에 따라 볼 때 무질서가 방치되고 있다는 사회적 특성이 범죄를 형성한다고 가정할 수 있고, 이 이론의 도입은 각각 2차원적으로 진행되는 방어공간과 깨진 유리창 이론에 또 하나의 차원인 시간을 포함한 범위로 확장시킬 수 있을 것이다. 즉 깨진 유리창 이론은 방어공간이론이 다루고 있지 않은 사회 특성 부분과 형성된 범죄가 다른 범죄로 전파되는 시간적 측면으로 도입이 가능하다.

현대사회에서 커뮤니티 공간이 가진 중요성에도 불구하고 외부공간에서 발생하는 수많은 범죄로부터의 위협은 사람들을 실내공간으로 가두고 있다. 특히 도시기능에 따라 도시공간을 분리하는 단일용도 토지이용은 도시공간에 대한 점유시간과 사용시간의 차이를 만들어, 낮 시간대에는 주거지역, 밤 시간대에는 비주거지역의 커뮤니티 공간이 24시간 사용되지 못하는 비효율적이고 죽은 공간이 되고 있다. 비점유시간대에 발생하는 각종 범죄행위, 오물투척 및 낙서 등의 행위는 이용자들을 위협할 뿐 아니라, 이를 관리하는 데 별도의 추가비용이 드는 등 도시문제를 발생시키므로 방어공간 및 깨진 유리창 이론을 잘 고려한 커뮤니티 조성이 매우 필요할 것이다.

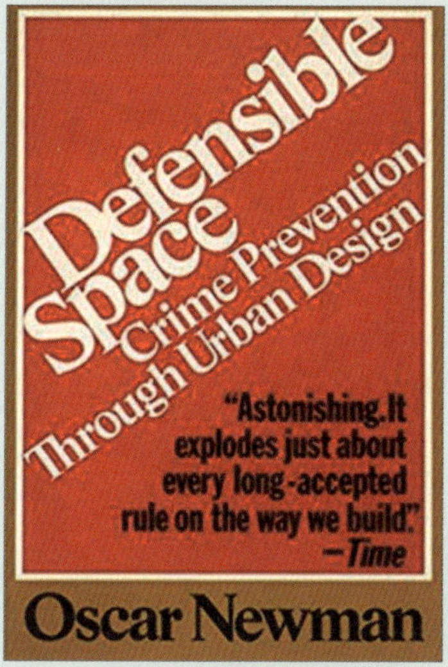
Defensible Space
Crime Prevention Through Urban Design
"Astonishing. It explodes just about every long-accepted rule on the way we build."
—Time
Oscar Newman

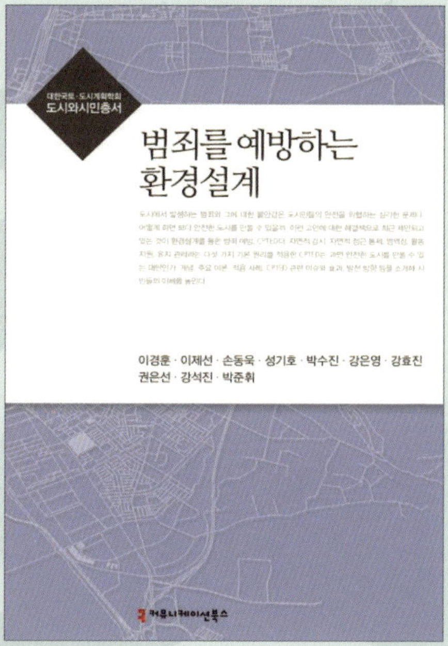
대한국토·도시계획학회
도시와시민총서
범죄를 예방하는
환경설계
이경훈 · 이제선 · 손동욱 · 성기호 · 박수진 · 강은영 · 강효진
권은선 · 강석진 · 박준휘
커뮤니케이션북스

3장

신도시와 노후도시

도시설계 책무

“사람들이 사는 도시를 전문가들이 디자인한다.”라는 이야기를 들어본 적이 있는가? 과거 선조들은 농사를 지으면서 옹기종기 모여 마을을 형성하며 살았고, 그것이 우리나라의 일반적인 도시 만들기 과정이다. 그러면, 우리나라에서 처음으로 도시를 계획해서 사람들이 살게 했던 도시는 언제, 어디일까? 조선시대 정조가 1794년 2월에 착공하여 1796년에 축성된 것으로 알려진 수원성(水原城)이라고도 하지만, 태조 이성계와 정도전이 만들었던 조선시대의 한양, 지금의 서울이 처음으로 계획된 도시라고 알려져 있다. 그러나 역사를 살펴보면 삼국시대에도 중국의 도시 만들기 지침인 주례고공기(周禮考工記)를 참고하여 도시를 계획적으로 만들었다고 한다. 주례는 유교경전의 하나이고 고공기는 주례의 6번째 책으로 중국에서 가장 오래된 과학, 기술 전문서적으로 다양한 내용을 담고 있으나 그중에서도 도시조영원칙을 담고 있으며 주나라(BC1134)에서 명나라(AD1662)까지 작성된 일종의 기술 백과사전이다.

삼국시대 도시들은 방어를 위한 산성을 뒤에 두고 앞에는 하천을 두고 가운데는 격자형으로 된 도시를 만들어 살았다고 하는데, 즉 한반도에 존재했던 우리 선조들의 도시는 삼국시대부터 이미 계획적으로 설계되었음을 알 수 있다. 오늘날 현대사회는 산업화되고 분업화가 되면서 사람들이 사는 도시를 설계하는 분야를 도시설계(Urban Design)라고 명명하고 학문적으로 발전시키고 있다. 앞으로 20년 또는 30년 뒤인 근미래에 다음 미래 세대들이 건강하고 행복하면서도 지속할 수 있는 도시를 만들려면 도시설계 분야에서 어떤 노력을 해야 할까? 건강하고 행복한 미래도시를 만들기 위해서는 첫째로, 자연에 미치는 영향을 최소화시키고, 둘째로는 도시에 사는 도시민들의 삶의 공동체를 회복시키는 것을 핵심 가치로 여겨야 할 것이다.

이러한 핵심 가치를 실현하기 위해 최근 도시설계 분야에서는 다양한 노력을 하고 있는데, 첫 번째는 보행이 편리한 도시 만들기이다. 20C 초부터 현대 도시는 자동차 이용이 편리한 도시로 만들어졌고 이를 위해 끊임없이 새로운 도로를 건설했지만, 교통체증과 같은 도시문제는 해결되지 않았을 뿐만 아니라 영원한 숙제가 되었고 배기가스로 인한 대기오염은 더욱 악화되었다. 그리고 자동차에 의존한 삶을 살다 보니 신체적 활동이 줄어들었고 이로 인한 비만 및 당뇨 등이 현대인들의 건강 문제로 대두되고 의료비 지출 등 새로운 도시문제임을 깨닫게 되었다. 이런 문제를 해결하려면 어떻게 해야 할까?

차량보다는 걷기나 자전거 사용이 편리한 도시공간구조를 만들거나 재편하여, 자전거나 걷기를 통해 직장으로 출퇴근할 수 있도록 하고 기초생활 SOC를 보행권에 설치해야 한다. 그렇게 되면 자동차 사용 빈도도 줄고 신체활동도 증가하여 건강해질 수 있을 것이다. 우리에게 춥다고 잘 알려진 덴마크를 포함한 북유럽의 경우 겨울에도 자전거를 교통수단으로 이용하는 모습을 쉽게 볼 수 있는데, 특히 네덜란드의 도시를 가보면 도시가 매우 활력 있어 보이는데 그것은 아마도 도시 곳곳을 많은 사람이 자전거를 타고 이동함으로써 매우 활기차고 건강해 보였던 것이고, 도시와 도시 간의 이동도 자전거를 통해 이동할 수 있도록 자전거 기반시설을 상호연결하고 있는 도시정책을 집행하고 있기 때문일 것이다.

두 번째는 탄소 발생 저감 도시 만들기다. 도시에 사는 대부분의 사람은 실내 공간에 머물러 있고 이들을 위한 난방과 냉방을 위해 막대한 에너지가 필요할 뿐만 아니라 그 과정에서 막대한 탄소가 발생하여 결국, 지구온난화라는 현상이 나타나고 있다. 이런 문제를 해결하려면 어떻게 해야 할까? 친환경적이면서도 탄소 발생을 줄이는 건축물과 탄소흡수원이 될 수 있는 시설을 도시에 건설하는 것이 필요할 것이다. 3기 신도시 중의 하나인 광명시흥공공주택지구에 대한 지구계획을 수립하면서 토지이용계획 및 설계와 에너지절약형 건물을 건설할 경우, 어느 정도 탄소배출을 줄일 수 있는지를 산정해보면서 아마도 국내에서는 처음으로 탄소발생을 저감시키기 위한 지구계획을 수립하기도 했다. 싱가포르의 경우에 우리나라보다도 앞서서 지구온난화에 대응하기 위해 녹색도시를 도시정책으로 추진하고 있다. 이중 도시녹화를 강조하고 있는데 이는 현재 서울시에서 도시정비형재개발사업의 경우 적용하고 있는 '개방형 녹지'라는 도시정책에 영향을 주었으며, 뿐만 아니라 새로 건설되는 건물은 친환경적이면서도 탄소 발생을 저감시키도록 요구하고 있으며 2017년에 완공한 Marina One도 이러한 건축물 중의 하나이다.

세 번째는 공공공간이 충분한 도시 만들기다. 공공공간은 도시에 사는 도시인들의 서로 만나고 교제하며 공동체를 형성할 수 있는 곳으로 사막의 오아시스처럼 매우 중요한 공간이다. 미래도시는 인간이 필요로 하는 새로운 도시 활동들을 수용하기 위해 새로운 건물들을 지속해서 건설하게 될 것이며 이러한 과정에서 보행 레벨에서의 전면공지, 공개공지 및 녹지 등과 같은 공공공간을 확보하는 것은 점점 더 어려워질 것이다. 이런 문제점을 해결하려면 어떻게 해야 할까? 토지를 집약적으로 활용하고 있는 네덜란드 및 싱가포르는 저층부에서 공급하지 못하는 공공공간을 중층부, 상층부 그리고 옥상에 설치하고 있다. 이러한 공간은 일반인들이 24시간 상시 사용할 수 있고 건물 디자인 또한 특화되어 있다. 그러나 공공공간의 수평적 이동과 활용에 익숙한 현대인들이 수직적 이동을 통해 공공공간을 소비할 만큼 공공공간의 필요성이 절박하고 수직적 공공공간 이용 행태 변화가 발생할 수 있는지는 미지수이다.

마지막으로 전 연령 세대가 공유하는 도시 만들기다. 우리의 향후 기대수명은 얼마인가? 150살? 200살? 현대인들은 의술 발달로 수명이 점점 더 늘어났지만, 이와 반대로 직장에서의 은퇴 시기는 더 빨라졌고 은퇴 후 제2의 사회활동은 더욱 제한되고 있다. 또한 젊은 세대들은 육아에 대한 부담으로 결혼을 주저하고 자녀가 있는 부부들 또한 보육 문제로 매우 힘들어하고 있다. 이런 문제를 공간적으로 해결하려면 어떻게 해야 할까? 전 연령 세대가 남는 시간은 공유하고 세대 간 서로 도와주며 함께 살아갈 수 있는 공유도시를 만들어야 할 것이다.

행복도시 5-2생활권 개발계획을 수립하면서 노인들이 Smart Care 시설과 Smart Farm이 있는 곳에 거주하면서 농사를 통한 신체활동을 증진시키고 농작물을 팔아 소득을 창출할 수 있도록 있도록 하였고 나머지 시간에는, 커뮤니티가 24시간 활성화되는 복합공공공간에서 젊은이들과 같이 아이들을 돌볼 수 있도록 하였다. 싱가포르도 연로한 부모님을 위한 의료시설과 어린이 돌봄 시설이 갖추어진 Kampung Admiralty라는 실버형 주거단지를 2018년에 선보였다. 이 단지는 커뮤니티 공간, 간단한 수술이 가능한 의료센터, 공원 등으로 구성되어 있고 1층 광장인 '커뮤니티 플라자'는 완전히 개방된 보행자전용 지상층으로 사용되고 있고, 2층에는 개방된 식당들이 있어서 남녀노소 누구나 쉽게 본인들이 원하는 식사를 할 수 있다. 싱가포르는 10여 년 전부터 부모와 자녀가 함께 살도록 유도하기 위해 고령자가 자녀와 4km 이내 거리를 두고 거주하면 청약가점을 주는 정책 덕분에 자녀들은 부모 근처에 거주하면서 부모가 거주하고 있는 단지 내 보육시설에 손주들을 보내고 있다. 즉, 노부모들과 자녀, 손주들이 함께 3세대가 인근에 거주하는 공유마을이 되는 것이다.

지속가능성은 과거의 것을 현재까지 그리고 미래까지 변함없이 답습해야 하는 것을 의미하지는 않고 그러한 것은 지속가능하지 않을 것이다. 인간은 지구에 잠시 머물다 다시 돌아갈 수밖에 없기에 머무는 동안 지구라는 환경에 부정적인 영향을 최소화하는 것이 중요한데, 미래도시는 그곳에 살게 될 사람들이 자연과 조화를 이루면서 공동체를 형성할 수 있도록 계획되고 설계되어야 할 것이며, 도시 분야 전문가들의 책무는 다음 세대들이 지속가능한 도시에서 건강하고 행복한 미래를 살 수 있도록 노력하는 것이다. 또한 도시 설계가의 핵심은 사람을 모으는 더 좋은 외부공간을 만들어야 하고, 이러한 과정에서 경제적 활력, 사회적 형평성, 환경에 대한 책임이라는 지속가능한 가치를 유지하면서 독특하고 의미가 있는 장소가 될 수 있도록 해야 한다.

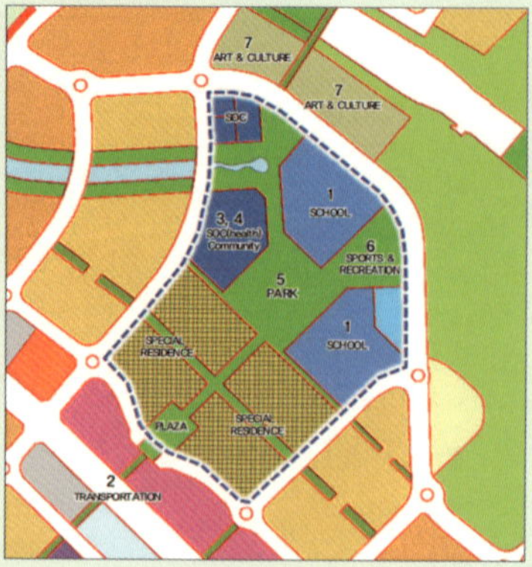

▲ 보행중심권역, 행복도시 5-2, 대한민국

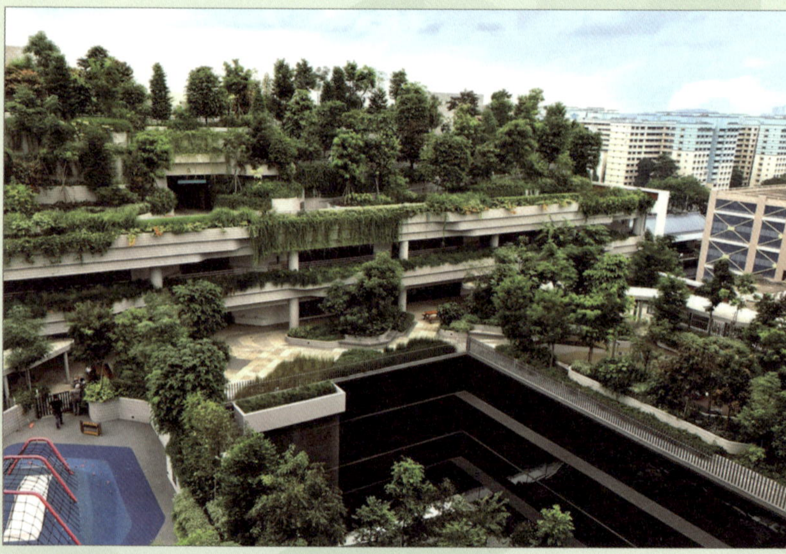

▲ Kampung Admiralty, 싱가포르

3기 신도시와 도시건축통합계획

우리나라 신도시 정책은 1960년대 산업도시부터 시작되어, 1990년대에는 수도권을 중심으로 집값 안정화와 주택난 해소를 위해 서울을 중심으로 20km 이내에 1기 신도시를, 2000년대에는 서울을 중심으로 30km 내외에 2기 신도시를 추진하였다. 이후 2020년을 전후로 남양주왕숙, 하남교산, 인천계양, 고양창릉 및 부천대장 5개소를 중심으로 이후로도 다양한 3기 신도시를 추진하고 있다.

택지개발촉진법으로 추진된 기존의 1·2기 신도시는 대형 블록 위주의 자동차 중심 도시공간구조로 설계되었을 뿐만 아니라, 2차원적 도시계획 이후 3차원적 건축계획이 이루어질 수밖에 없는 분절된 계획 체계로 수립 추진되어 도시와 건축 간 상호 연계성 부족, 즉 도시설계의 역할이 부재하다는 비판을 받고 있다. 그러한 기존 택지개발 방식의 신도시 조성이 가진 한계로 인해 공공주택특별법을 통해 추진되는 3기 신도시는 도시건축통합계획이라는 새로운 계획적 절차를 도입하였고, 주요사항은 도시설계적 접근방법을 통해 입체도시공간을 계획하고자 한다는 것이다. 도시설계분야 전문가뿐만 아니라 일반인들에게도 매우 생소한 도시건축통합계획은,

2018년 4월 한국토지주택공사(LH)에서 마련한 제도에 근간을 두고 있는데 지구지정 및 지구계획 수립 시 2차원적인 도시계획 중심의 평면적 계획수립과정에서 벗어나 전문가들과 함께 3차원적인 입체도시공간 중심의 지구계획을 수립하는 것에 목적이 있다.

신도시 지구지정 및 지구계획 수립 시 진행되는 토지이용설계과정에서는 제임스 라그로(James LaGro)의 "대지분석(Site Analysis: Linking Program and Concept in Land Planning and Design, 2001)"에서 제시되고 있는 설계과정의 모든 단계가 다 중요하지만, 대상지에 대한 현황분석 후 이루어지는 개념설정(concept development)이 특히 중요한 단계로 좋은 설계는 우수한 개념설정에서부터 시작된다. 그 이유는 도시문제를 해결하기 위한 설계과정에서 개념설정 과정이 다양한 의사결정 방향을 제시해 주는 비전, 목표 및 세부전략 등을 설정해 주기 때문이다. 한국도시설계학회에서 발행된 "도시설계의 이해, (2020)"에도 이러한 과정들이 몇몇 사례에서 잘 나타나고 있으며 개념설정이 이루어지면 이를 기반으로 마스터플랜을 만들어 가는 단계에서는 도시설계요소를 고려하며 설계가 진행되고 이러한 요소들은 도시설계의 법적수단인 지구단위계획 및 시행지침이 되는 것이다.

2020년 과천과천지구부터 처음 적용된 도시건축통합계획은 LH

의 자료(2018)에 따르면, 도시와 건축은 일체화된 하나의 공간임에도 불구하고, 그동안 도시계획과 건축설계는 서로 연계성이 부족하며, 선행되는 2차원적 도시계획에 3차원적 건축설계가 맞춰야 해서 최적의 도시공간을 구현하는 데 한계가 있음을 그 배경으로 지적하고 있다. 그뿐만 아니라 그 필요성과 관련해서는 1·2기 신도시의 평면적 도시계획의 한계를 극복하고, 가로공간 중심의 입체적 도시건축 통합계획 도입 필요성이 대두되고 있어, 도시의 초기 기획단계에서부터 도시, 건축 및 시설물을 아우르는 입체적인 3D 도시 마스터플랜을 선 수립하고, 이를 기반으로 도시계획과 건축설계를 통합하여 지구계획을 수립하고자 하는 것이라고 설명하고 있다.

국내에서는 토지이용계획의 법적수단으로 용도지역제가 사용되고 있는 것처럼, 도시설계관련 법적수단으로 사용되고 있는 지구단위계획은 그동안 본래의 취지에서 벗어나 2차원적인 텍스트 위주의 지침서로 변질되고, 대상지의 특성과 맥락 그리고 공간적 특징을 도외시한 채 유사한 내용을 그대로 복사 및 붙이기 형태로 작성되고 있기도 하다. 지자체에서의 지구단위계획 운용을 보면 주로 용도 및 밀도 변경의 수단으로 사용되고 있으며 어떤 지자체의 경우는 매우 어려운 수식으로 작성되어 있어 토지 등의 소유자가 어떤 모습으로 본인의 대지가 개발될 수 있는지를 이해하기 어려운 난수표처럼 되어있고 그 업무를 담당하는 공무원과 특정업체들만이 이해할 수 있게 되었다고 비난을 받고 있다. 그동안 개발계획 또는 지구계획을 수립하면서 인허가 도서에 첨부된 지구단위계획 및 시행지침을 보면 이러한 비판에 동의할 수밖에 없음을 실감할 수 있었다. 이에 대한 근본적 원인은 구조적인 문제로, 도시건축통합계획이란 도시설계분야가 전통적으로 사용하고 있던 설계방법임에도 불구하고 조사설계용역에 포함되어 발주됨으로써 그동안 제대로 작동되지 못했던 것이다. 이러한 문제점을 일부 인식하고 지구지정, 지구계획수립 및 실시설계 등 도시 만들기에 대한 일련의 과정에서 도시설계적 방법론을 적용하여 3기 신도시의 도시공간 품질을 향상시키고자 하는 노력의 일환이다.

이러한 노력은 미국의 형태기반코드(form-based codes), 영국의 디자인코드(design code), 캐나다의 도시설계가이드라인(urban design guidelines) 등 지역적 맥락을 고려하고 텍스트 중심의 가이드라인이 아니라 다이어그램, 스케치 또는 모델이라는 표현기법 등을 통해 입체적 디자인 가이드라인의 기본원칙과 방향을 제시하는 전세계적 도시설계패러다임 변화에 부합하는 것이다. 양질의 도시공간을 만들기 위해 3기 신도시에 처음 적용된 도시건축통합계획은 좋은 취지임에도 불구하고 운용과정에서 많은 문제점들이 노출되고 있어 현 계획제도의 개선방안들을 마련하고 이를 정착화시키는 노력이 필요하다. 주요한 쟁점과 관련하여 지구계획 수행자인 대형 종합 엔지니어링회사와 도시전문엔지니어링 회사 및 입체 도시공간 Master Plan 수행자 간의 업무조정도 명확하게 되어있지 않을 뿐더러, 지구지정(안), 입체도시공모(안), 지구계획수립당선자(안) 간의 연계성 확보 및 협의체계 미작동 등이 문제점으로 지적되고 있다. 뿐만 아니라 지구계획을 담당하는 총괄MP의 전문성과 관련하여 지금의 MP위원회가 아닌 새로운 Urban Design Committee를 구성할 것도 검토되어야 할 것이다. 무엇보다도 시각적 표현이 강조되는 현재의 트렌드에 비추어 볼 때, 단지 2차원적인 숫자와 글자만으로 도시공간을 이해시킨다는 것은 더 이상 적합한 방법이 될 수 없다.

현재의 도시건축통합계획방향 또는 도시공간 입체도시공간계획은 신도시뿐만 아니라 기성시가지에 대해서도 확대되어 지속적으로 적용될 것으로 예상되고 있다. 따라서 충분한 개선방안을 마련하여 재적용될 수 있도록 해야 할 것이며 그렇게 된다면 지금에서야 싹을 트고 있는 아틀리에 중심의 젊은 도시설계가들의 활발한 참여가 이루어질 것이며 그들이 설계한 참신하면서도 미래지향적인 도시가 곧 만들어질 것이라 기대해 본다.

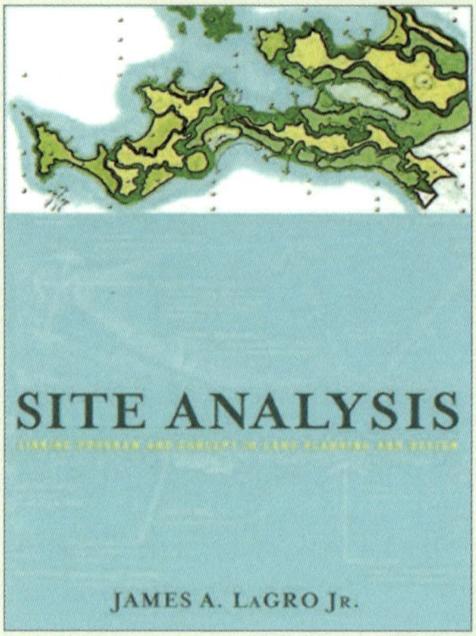
SITE ANALYSIS
JAMES A. LaGRO Jr.

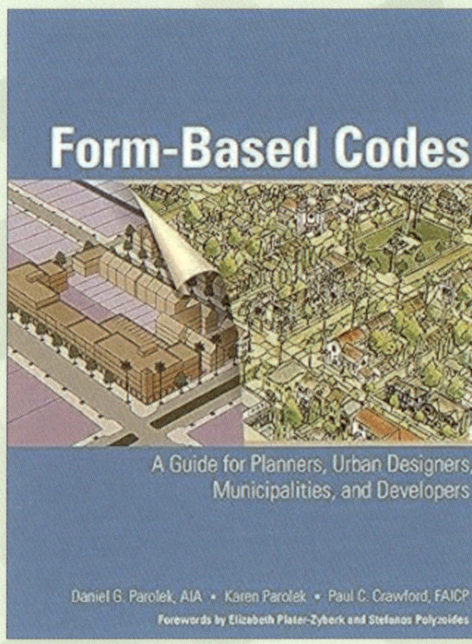
Form-Based Codes
A Guide for Planners, Urban Designers, Municipalities, and Developers
Daniel G. Parolek, AIA • Karen Parolek • Paul C. Crawford, FAICP
Forewords by Elizabeth Plater-Zyberk and Stefanos Polyzoides

3기 신도시와 기성시가지

미래 위험에 대비해 도시기능의 분산화가 필요하다는 주장이 있기도 하였지만, 뉴노멀 시대에 도시집중은 더욱 가속화될 전망이다. 2020년을 전후해 부동산가격 급등 대책으로 3기 신도시가 발표되었고, 노후화된 1기 신도시에 대한 재건축도 함께 추진 중에 있다. 도시설계가 안건혁이 "분당에서 세종까지, (2020)"에서 도시의 경험이 기성시가지 개발에 큰 의미가 있다고 한 것처럼, 새로운 도시개발 패러다임 및 인구구조 변화를 고려할 때 "노후계획도시정비및지원에관한특별법(2024)"이 작동되고 있는 상황에서 실제적인 도시공간 정비를 위해서는 다음 사항들이 고려되어야 할 것으로 보인다.

첫째, 21세기 도시는 보행친화적인 도시공간으로 변화되고 있는데, 기존 신도시나 대규모 노후 주택단지는 한 변의 크기가 200~300m나 되는 대형블록이다. 3기 신도시는 단변이 200m 내외 중소블록으로, 이것도 80~100m로 나눠 보행 활성화를 도모하고 있다. 노후화된 대규모 단지를 지금처럼 대형블록으로 유지한 채 고립된 그들만의 철옹성으로 재탄생시키는 것에서 벗어나 중소규모 블록으로 분절하여 세분화되도록 재구조화해야 할 것이며, 이러한 공간 사이에 공유할 수 있는 커뮤니티 시설을 배치시켜야 한다.

둘째, 2019년 기준으로 1~2인 가구 수는 전체 가구의 62.6%로 급증했을 뿐만 아니라 평균 가구원 수는 2.31명으로 감소하고 있어 이는 주택 규모에 대한 정책적 변화의 필요성을 보여주는 것으로, 기존 도시는 4인 가구 1주택이라는 전통적 가족 개념에 기반해 소위 중산층을 위한 30평형대 또는 대형 아파트를 공급한 반면, 3기 신도시는 중소형 20평형대 중심으로 계획되고 있다. 노후화된 공동주택 재건축 시 기존 60평형을 30평형 1개 그리고 나머지는 15평형 2개로 또는 7.5평형 4개로 한다면, 대형주택이 구매가능한 주택으로 변환됨에 따라 주택공급에 대한 사회적 형평성 문제를 배제할 수 있으며 사회인구학적 변화에 순응하는 다양한 중소형 주택공급의 원천이 될 것이다.

셋째, 기존 건축물의 경우 구조 문제와 노후화 영향으로 에너지 소비와 탄소배출량이 매우 심각한 상태이다. 2019년 기준으로 30년 이상 된 국내 노후건축물 비율이 37.8%로 30년 이상 노후된 주거용 건축물이 47%, 상업용 건축물을 포함하면 약 74%인 반면, 3기 신도시는 제로에너지 시범단지 조성과 친환경 건축자재 사용 등을 통해 에너지 및 탄소저감 도시로의 변화를 도모하고 있다. 기성시가지 내 노후화된 공동주택이나 저층주거지도 에너지 성능이 좋은 주거단지로 재생시키거나 친환경 단열재로 교체하는 등 에너지 사용 제로와 탄소 발생 저감이 되는 건축물로 전환해야 할 것이다.

마지막으로, 기존 도시의 기초 생활 SOC가 되는 공공청사, 학교, 커뮤니티시설 등 생활인프라는 대도시·중심지역 위주여서 지역 간, 지역 내 격차를 유발하고 있으나, 3기 신도시는 보육, 교육, 문화체육 시설 등 다양한 기초 생활 SOC를 블록의 공유공간에 위치시키며 복합화하고 있다. 기성시가지 정비 시 공공(학교, 주민센터 및 공원 등)과 민간(주거와 상업 등) 시설을 분리하지 않고 한데 어우러져 24시간 쉼 없이 활용되는 다양하고 복합화된 생활 SOC를 공급하고, 이를 통해 공동체 의식 향상과 유연함을 증대시켜 위기대응력과 회복탄력성을 높여야 할 것이다.

마이클 샌델(Michael Sandel)의 "공정하다는 착각(The Tyranny of Merit: What's Become of the Common Good?, 2020)"에서 서로 다른 삶의 영역에서 사는 국민들이 우리의 다른 의견에 관해 타협하며 우리의 다름과 함께 더불어 살아가는 법을 배우려는 자세가 절실하다고 하였다. 우리의 생활공간인 도시도 새로운 도시개발 패러다임과 인구사회학적 변화에 대응하며, 슈잔 페인스타인(Susan Feinstein)의 "정의로운 도시(The Just City, 2011)"에서 언급하고 있는 현대 도시 내 불평등이 가속화되지 않도록 공정성, 형평성 및 다양성이 동시에 추구되는 도시를 설계하기 위해 지금 당장 우리는 무엇을 해야 하고, 무엇을 할 수 있는지 생각해야 할 것이다.

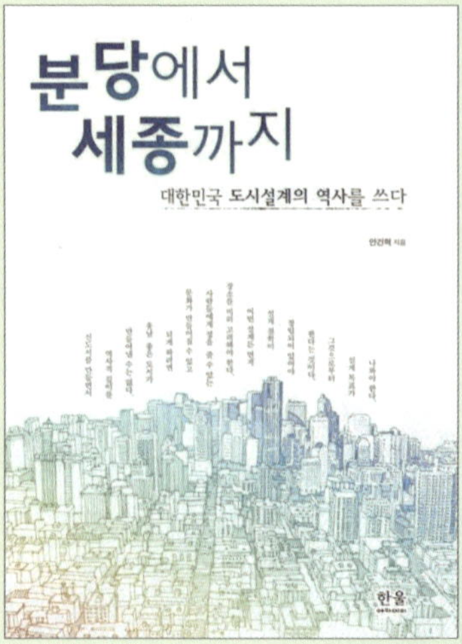
분당에서
세종까지
대한민국 도시설계의 역사를 쓰다
한울

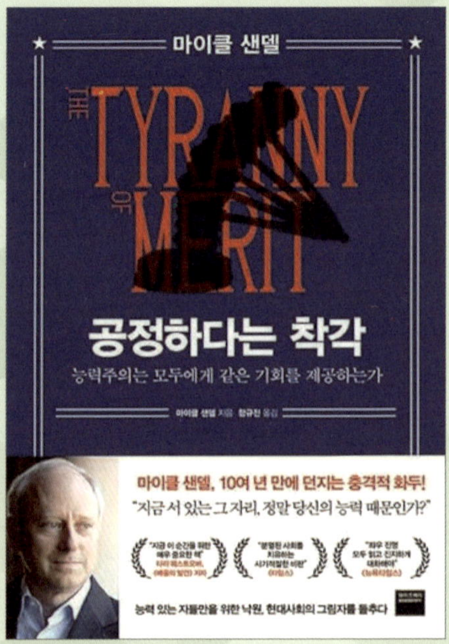
마이클 샌델
THE TYRANNY OF MERIT
공정하다는 착각
능력주의는 모두에게 같은 기회를 제공하는가
마이클 샌델 지음 함규진 옮김
마이클 샌델, 10여 년 만에 던지는 충격적 화두!
"지금 서 있는 그 자리, 정말 당신의 능력 때문인가?"
능력 있는 자들만을 위한 낙원, 현대사회의 그림자를 들추다

전통시장

도시는 사람들이 필요로 하는 수많은 기능들을 담아내는 역할을 하는데, 그중에서도 우리의 먹거리나 필요한 생필품들을 쉽고 저렴하게 구매할 수 있는 곳이 바로 시장이다. 저층 주거지가 밀집된 지역에는 대부분 이러한 곳이 곳곳에 존재하고 있지만, 이러한 시장들이 최근 대형마트 또는 상점들과의 경쟁 속에서 점점 쇠퇴하면서 이름조차도 전통시장으로 바뀌고, 시장 인근의 노후화된 저층주거지에 대한 도시정비사업들이 진행되면서 우리가 알지 못하는 사이에 시장은 소멸하거나 쪼개지면서 간신히 그 기능만을 유지하거나 사라지고 있다. 전통시장에 있는 숨겨진 콘텐츠를 체계적으로 발굴하고 상품화해서 도시관광과 연계시킴으로써 도시에 매우 긍정적인 효과를 만들어 낼 수 있는 매력을 가진 곳이 전통시장임에도 불구하고 말이다. 서울의 광장시장이나 대구의 서문시장 등은 그 유명세가 해외의 어떤 시장에 견주어도 전혀 손색이 없을 정도로 장소성을 형성하며 상권이 살아 있는 대표적인 관광명소가 되고 있다.

개인적으로 스페인 바르셀로나에 있는 람블라스 거리를 매우 좋아하는데 그곳은 연세로 대중교통전용지구를 만들 때 가졌던 개념을 구체화해 준 곳이기도 하지만, 거리 옆에는 보케리아 시장이 있기 때문이다. 일방통행 도로로 둘러싸인 보행자 천국인 람블라스 거리를 걷다 보면 바로 옆에 있는 이곳은 까칠해진 도시인들에게 시장의 넉넉함을 나누어주는 곳이기에 좋아할 수밖에 없었다. 또한 인근에는 1800년대부터 운영된 산타 카테리나 시장도 있는데, 이곳도 한때 매출이 저조해 쇠락했지만, 지자체와 상인이 힘을 모아 시장 디자인을 혁신하고 현대화한 덕분에 세계적 장소가 되고 있다.

몇 년 전 국내 모 방송사에서 "백종원의 골목식당"이라는 프로그램이 진행되었고, 장사가 잘되지 않는 골목식당을 대상으로 컨설팅을 통해 발전되는 모습을 보여주었는데, 그런 노력은 노후화된 지역시장을 활성화하는 기폭제 역할을 하였다. 그중 한곳이 서대문구 홍은동에 있는 '포방터시장'으로 이름은 일제강점기 조선 보병대의 포사격장으로 사용되었다는 지명에서 유래되었다고 하며, 동네 특성상 대부분 유동 인구가 많지 않기에 자연스럽게 활성화가 되지 않았다는 문제점이 있었던 곳이었다. 그러나 이 프로그램을 통해서 돈가스집이 전국구 맛집이 되고 홍탁집 아들의 정신개조까지 더해지며 지금까지의 골목식당 에피소드 중 가장 성과가 크고 볼거리도 많았던 골목식당이 되기도 하였다. 그러나 포방터시장은 홍은 중앙로를 따라 경사가 가파른 이곳에 펼쳐진 저층주거지에 거주하는 주민들의 배후 시장으로써 그나마 방송을 통해 지역의 장소성을 형성시킨 전통시장이건만, 재개발을 원하는 주민들에 의해 시장을 포함한 인근이 1,600세대가 들어오는 주택정비형 재개발구역 후보지가 되어 서울시가 신속통합기획을 통해 정비가이드라인을 주었고 지자체에서 정비계획을 수립하여 정비구역으로 지정되어 장소성을 가진 전통시장은 사라지고 공동주택만 들어오는 정비사업이 곧 시작될 것이다.

놀라운 것은 나름대로 저층주거지가 필요로 하는 시장 기능을 하며 장소성도 갖춘 이러한 시장들이 속절없이 사라질 위기에 처했건만, 이러한 시장을 보전하거나 육성해야 할 노력을 보여주어야 할 지자체에서는 아무런 대책 없이 주택공급이라는 명분으로 전통시장을 해체시키는 계획을 스스로 진행하고 있다는 것이다. 서울시는 앞선 바르셀로나 전통시장 사례를 벤치마킹해서 몇몇 전통시장을 국내외 관광객이 찾는 관광명소로 자리 잡아 지역경제 회복에 큰 도움을 주는 곳으로 만들기 위해 서울의 전통시장을 예술적 디자인을 통해 지역 주민과 관광객 등의 발길이 끊이지 않는 장소성이 있는 곳으로 거듭날 수 있도록 집중적으로 지원하겠다고 하였다. 그러나 정작 그러한 후보지가 될 만한 곳들이 주택공급이라는 명분 하에 전통시장이 사라지는 도시정책이 진행되고 있는 것이다.

2023년 9월 서울시는 서울관광 미래비전 선포식을 통해 외래 관광객 3,000만 명, 1인당 지출액 300만 원, 체류일 7일, 재방문율 70%를 목표로 하는 '3·3·7·7 서울 관광 미래비전'을 발표했다. 그러나 이러한 발표가 무색하게 기존 전통시장들이 주택공급이라는 미명 하에 소리 소문 없이 사라지거나 파괴되고 있는데, 광진구 자양동에 있었던 영동교 골목시장과 노륜산 골목시장이 주택정비형 재개발사업으로 시장이 철거되었고 능동로 골목시장은 서울시에서 추진하고 있는 신속통합기획을 통해서 공동주택을 건설하는 대상지가 되어 흔적도 없이 사라지게 되었다. 또한 서울시 중구의 서울중앙시장과 관련하여 민간개발자가 "전통시장및상점가육성을위한특별법"에 의해 시장정비사업을 검토 중인데, 서울시와 중구청에서는 서울중앙시장이 1950년대부터 형성된 전통시장으로 상업시설의 노후화 및 도로, 주차장 등 기반시설부족에 따라 경쟁력을 상실한 시장이 되어 관련법 제37조에 의거 시장정비사업이 진행될 수 있는 대상지로 검토되고 있는 상태이다.

문제는 계획서가 제출된 2009년도 당시에는 중앙시장의 경쟁력이 약화되었다고 볼 수 있겠지만, 지금은 시장 기능이 회복되어 오히려 그 역할을 충실히 할 뿐만 아니라, 을지로 3가 인근이 힙지로라는 이름으로 핫플들이 생기고 있는 것처럼, 이곳에는 힙당동이라는 이름으로 골목의 전통성이 배인 점포들이 새롭게 리모델링된 카페, 베이커리와 맞대고 서 있는 새로운 풍경들이 나타나고 있고 전통과 힙한 카페의 콜라보 등으로 이색적인 시장 분위기를 자아내고 있다. 이곳은 2022년 9월부터 관심이 증폭되어 한달간 8만 명 넘게 찾았다고 하고 신당동이 제2의 을지로로 거듭난다는 소문에 젊은 창업자들이 몰려들고 있다고 한다. Michael Burayidi의 "Resilient Downtowns, (2013)"의 사례처럼 골목상권을 중심으로 다양한 콘텐츠와 플레이어들이 매력적 요소와 차별화된 서비스를 공급하기에 전통시장 상권도 살아나고 있는데 이러한 장소성마저 사라진다면 노력할 공간조차도 없어지는 것이다.

노후화된 저층주거지에 맞닿아 있는 전통시장을 포함해 도시정비사업을 추진하여 일부 근생시설로 흡수할 수도 있겠지만 전통시장이 가지고 있던 모든 것을 담기에는 물리적으로 한계가 있다. 전통시장은 근생시설에서 찾을 수 없는 도시에 필요한 다양한 기능들을 그곳에서 쉽게 발견할 수 있게 해준다. 말로만 전통시장을 체계적으로 육성하겠다는 정책과 주택시장논리에 따라 전통시장들이 자연스럽게 도태되도록 방관하는 도시정책에서 벗어나, 도시인들에게 부족한 사람과 사람 간의 정감을 느끼고 나누어 줄 뿐만 아니라 시간의 켜가 겹겹이 쌓여 있는 전통시장이 도시인들에게 더욱더 방문할 수 있는 장소가 되도록 관리하는 노력이 필요할 것이다.

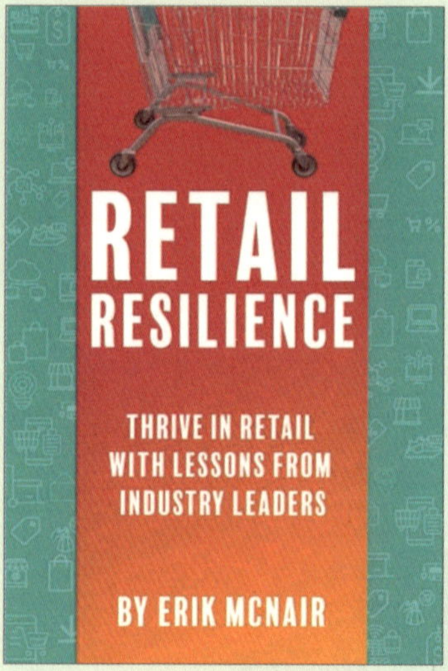
RETAIL
RESILIENCE
THRIVE IN RETAIL
WITH LESSONS FROM
INDUSTRY LEADERS
BY ERIK MCNAIR

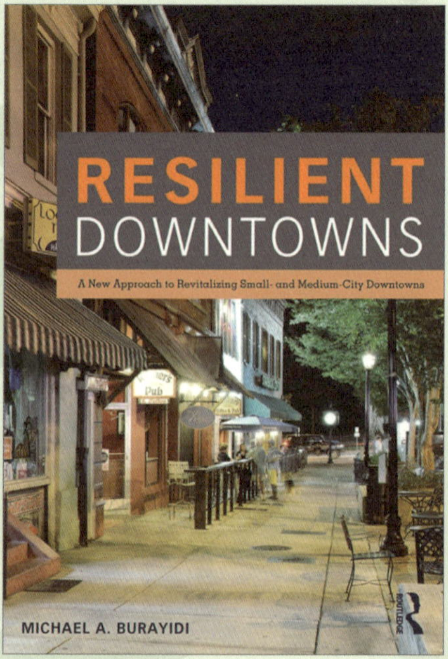
RESILIENT
DOWNTOWNS
A New Approach to Revitalizing Small- and Medium-City Downtowns
MICHAEL A. BURAYIDI
ROUTLEDGE

노후계획도시정비

1991년 9월부터 입주가 시작된 일산, 분당, 평촌, 중동 및 산본에 거주하는 주민들은 최근 1기 신도시에 대한 "노후계획도시정비및지원에관한특별법"과 사업진행에 대한 기대감이 매우 높다. 지은 지 30년이 넘은 1기 신도시는 오래된 배관에서의 녹물 누수, 이로 인한 누전 발생 및 주차장 부족 등 주거 환경적 측면에서 불편함이 많이 발생하고 있는 것은 사실이다. 그러나 한편으로는 나무, 공원 및 호수 등과 같은 자연자원과 더불어 도시환경이 매우 성숙해져 살만한 도시가 되었는데, 이러한 매력들을 다 없애는 철거 중심의 재건축사업이 진행될 수 있을까라는 의구심도 든다. 요즘 젊은 이들은 어떻게 해서든 구옥이라도 자가주택을 마련하려 발버둥을 치는데, 누구는 좋은 도시환경에 거주하고 있으면서 단지 오래되어 불편하다는 이유만으로 집을 허물고 다시 짓겠다고 하는 것이다.

사람은 나이가 들수록 시력 저하, 관절 불편 등 신체적 노화 문제가 발생하게 되면 인공 수정체 및 관절 등으로 대체하여 일상생활을 다시금 영위하다가 결국 자연으로 돌아가게 된다. 도시도 사람과 비슷해 시간이 지나면 노후화되거나 침체 현상이 발생하게 되어 쇠퇴한 지역과 도시가 나타나지만, 이러한 공간을 버리기보다는 재사용하고자 하며, 국내에서도 1976년 "도시재개발법", 2003년 "도시및주거환경정비법", 2005년 "도시재정비촉진을위한특별법", 2013년 "도시재생활성화및지원에관한특별법"을 통해 노후화된 도시기능을 회복시키며 사용하고 있다. 이처럼 인간과 유사한 생명을 가지고 있는 도시를 보면서 래리 본(Larry Bourne)의 "Internal Structure of the City, (1971)"에 실린 제임스 반스(James Vance)의 "Focus on Downtown, (1966)"에서 '시작→배척→분리→확장→복제→조정→재생'이라는 7단계의 도시 생애주기 모델을 제시하였는데, 지금의 1기 신도시는 이 모델의 마지막 단계인 재생에 직면하고 있다. 우리보다 앞서 도시정비를 경험하였던 영국과 관련하여 피터 로버트스 등(Peter Robers etc.)은 "Urban Regeneration, (2017)"에서 과거와 현재의 도시재생과 관련하여 물리적·사회적·환경적·경제적 관점, 주요 전략 및 주요 참가자 등을 기술하면서 지속가능한 도시재생의 필요성을 강조하고 있다.

1기 신도시 주민들은 나름대로 그동안 잘 살고 있었는데 그들을 둘러싼 정치적 자본, 경제적 자본 및 상징적 자본들이 상호 경합하면서 매우 어려운 시간을 보내고 있다. 지난 정부에서는 수도권 집값 안정이라는 이유로 3기 신도시 발표를 통해 부동산 안정 도모 그리고 제20대 대선 과정에서는 1기 신도시에 대한 재건축이 대선 공약이 되는 정치적 자본화, 1기 신도시에 대한 대규모 재건축을 통해 침체한 건설 산업 및 경기 부양을 통해 관련 업계의 이득을 추구하려는 경제적 자본화 그리고 대규모 재건축을 통한 도시공간 개선을 통해 1기 신도시로써 가졌던 명성을 다시 한번 유지하려는 상징적 자본화가 진행 중인 것이다.

도시의 생애주기를 고려할 때 1기 신도시는 재생이라는 단계를 밟을 수밖에 없을 것으로 보이며, 언제/어떻게 할 것인가만 남아있는 것 같다. 강연을 통해 중앙정부, 경기도 및 공공기관에 오래전부터 1기 신도시에 대한 대책 마련을 촉구하였지만, 발등에 불이 떨어져야만 작동하는 후진적 도시정책 수립을 이번에도 여실히 목도하고 있다. 1기 신도시에 대한 논의는 이미 시작되었고 그렇다면 어떻게 할 것인가만 남았기에 다음과 같은 몇 가지 고려사항을 제시한다.

첫째, 1기 신도시는 이미 꽉 짜인 도시공간을 가지고 있어 인구증가로 인한 하수 및 쓰레기 처리장 등 환경기초시설 및 기반시설의 증설 그리고 설치를 어디에 얼마만큼 할 수 있는가가 먼저 고려되어야 한다. 3기 신도시들도 현재 이와 유사한 문제로 난항을 겪고 있는데, 하물며 여유 부지가 절대적으로 없는 1기 신도시는 이를 철저히 검토해야 할 것이다.

둘째, 재건축사업이 진행되면 입주할 때까지 조합원이나 세입자들이 다른 곳에 머물러야 하는데 이들을 위한 충분한 이주대책 수립이 가능한지 검토되어야 한다. 가장 쉬운 정책으로는 3기 신도시 내 공공택지와 인근지역의 공공임대주택을 활용하는 방안을 정부에서 제시할 것으로 보인다. 특히 대규모 재건축이 동시에 이루어지면 전세 및 월세 시장 붕괴 및 주택가격 상승은 과거 경험에 비추어 볼 때 불 보듯 명확하기 때문이다.

셋째, 대규모 재건축사업이 진행되면 동시다발적으로 진행하는 것은 매우 어렵기 때문에 사업장별 진행 순서 및 도시기반시설 분담순서에 대한 조합별 사회적 약속과 합의가 있어야 한다. 과거 재정비촉진사업의 경우 조합들이 서로 먼저 사업을 진행하고자 하는 열망으로 단계별 사업추진약속이 지켜지지 않았었고 결국 좌초되었다.

넷째, 재건축은 전면 철거방식으로 수많은 콘크리트 덩어리를 비롯한 폐건축자재 발생이 엄청날 것인데, 이를 어떻게 처리할 수 있는가를 고민해야 한다. 물론 폐자재를 건축 현장에서 일부 재활용할 수도 있지만, 대부분 매립될 수밖에 없고, 이는 환경문제를 유발할 것이다. 최근 수도권에서도 쓰레기 매립장 부족 등 지자체 간 다툼과 갈등이 심화되고 있는 실정이다.

마지막으로 재건축시 종전 가치와 종후 가치 평가를 통한 비례율을 바탕으로 관리처분을 하게 되는데, 부동산경기가 좋거나 입지가 좋은 사업장을 제외하곤 동일 평형으로 입주하기 위해선 추가 분담금을 내거나 지금보다 작은 평형에 입주해야 하는데 그럼에도 불구하고 조합원들이 사업을 진행할 것인가라는 냉철한 현실 인식이 선행되어야 할 것이다. 사전검토 내용에 따르면 분당을 제외한 나머지 1기 신도시는 관리처분에 의한 비례율이 매우 낮은 것으로 분석되고 있어서 이를 보전하기 위한 방법으로 높이 및 용적률 완화가 벌써부터 필요하다는 주장이 나타나고 있다.

1기 신도시 재생은 짧은 기간에 쫓기어 종합계획을 수립하는 것은 지양해야 할 것인데, 국내의 도시개발과정을 보면 계획기간은 매우 짧지만 협의 및 실행은 매우 길게 가져가는 비정상적인 사업기간 배분이 이루어지는게 관습처럼 되어있기에, 그런 과오를 범하지 않기 위해서는 충분한 시간을 계획과 실행방안 수립에 투여한 다음, 사업을 실행하는 것이 전체 사업기간과 비용을 고려할 때 바람직스러울 것이다. 전문가, 1기 신도시 주민 그리고 공공과 민간이 함께 머리를 맞대고 충분한 시간을 가지고 철저히 준비하고 지금이 아닌 차기 정부에서 시행할 수도 있다는 가능성을 가지고 30~50년을 내다보는 미래지향적이며 지속가능한 도시가 될 수 있도록 지혜를 모아야 할 것이다.

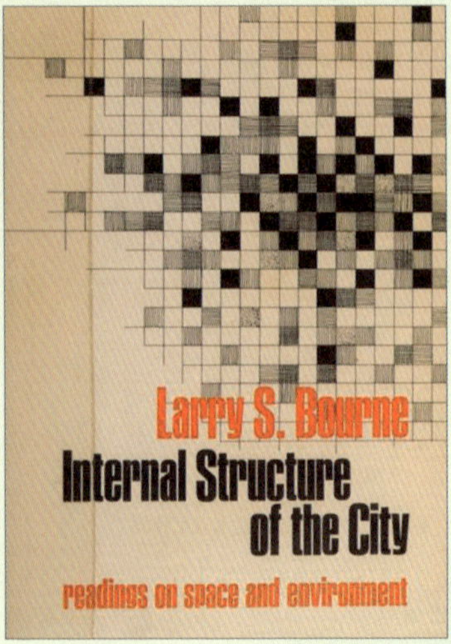
Larry S. Bourne
Internal Structure of the City
readings on space and environment

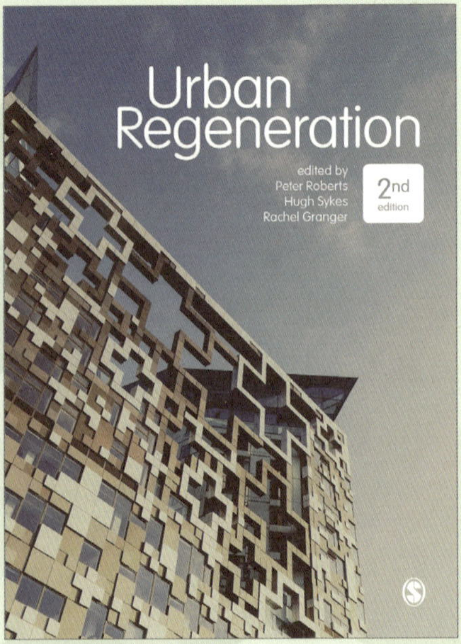
Urban Regeneration
edited by
Peter Roberts
Hugh Sykes
Rachel Granger
2nd edition

도시재생의 지속성

사람은 중년으로 접어들수록 시력저하 및 피부노화 등 신체적 쇠퇴 문제가 나타나면 안경, 성형과 같은 대안들을 통해 이를 해결하면서 일상생활을 영위하게 된다. 도시도 주거지노후화, 상권침체와 같은 쇠퇴현상이 발생되면 그곳을 버리기보단, 재생을 통해 재활용하는 노력을 한다는 점에서 도시생애주기는 사람과 매우 유사하다. 1970년대부터 조성된 국내의 도시들이 이젠 50이란 중년 고개를 넘어가면서 2015년부터 전국에서 도시재생, 2017년부터는 도시재생뉴딜 그리고 2022년부터는 다시금 도시재생으로 이름과 사업유형을 달리하면서 전국의 노후된 도시공간들을 변화시키고 있다.

도시재생은 과거 노후기성시가지에서 진행되었던 도시정비 방식과는 분명한 차이점이 있다. 첫째, 2013년 특별법 제1조에 명시되었듯이 "사회적·문화적 활력 회복을 추구하고 지역공동체 회복"을 명시하고 있어서 그동안 경제적 이익과 물리적 개선만을 추구했던 도시정비 및 도시재정비(뉴타운) 사업과는 목적부터 다르다고 본다. 둘째, 도시분야 전문가들이 가장 부러워했던 "주민참여(Citizen Participation)"가 사업 초기부터 완료 단계까지 진행될 수 있는 제도적 뒷받침을 해주고 있다. 마지막으로 주민들이 지역문제를 서로 깨닫고 이해하며 해결방안을 만들며 실행할 수 있도록 공공재원을 통해 이런 과정과 사업을 지원하고 있는 것이다.

도시재생사업과 관련하여 생생한 지역현장에서 총괄코디네이터로 주민들을 만나고 동고동락하며 사업을 추진했던 신촌, 독산 및 구의 도시재생 사업에서 알게 된 소중한 배움 몇 가지를 나누고자 한다. 먼저, 도시재생을 위해 우리 모두는 Hardware 및 경제성과인 개발이익 중심보다는 인간 중심적(Software 및 Humanware) 사고로부터 출발했으면 한다. 사업으로 얻게 될 HW나 경제가치 중심적 사고가 아닌 인간중심적 사고에 기반을 둔 출발은 새로운 아이디어를 개발하고 그러한 아이디어를 수용하면서 재생과정에서 나타나는 수많은 난관들을 돌파할 수 있는 창구를 마련해줄 것이다.

도시재생은 그 지역에서 삶을 영위하는 사람들을 위한 것이기에 그곳의 삶과 문화에 몰입하면서 지역문제 해결을 위한 과정을 시작할 때 그 지역을 살고 싶은 곳으로 재생할 수 있게 하는 새로운 프로그램을 도출할 수 있는 것이다. 도시재생을 최종 수혜자인 지역 주민들의 관점에서 접근하는 노력은 변화를 일으킬 수 있는 가장 풍부한 기회를 제공할 뿐만 아니라 마중물사업 이후에도 지역을 지속가능하게 해줄 것이다. 특히 재생사업을 하면서 각각의 주체(지역 주민, 전문가, 공공, 센터)들은 단지 말로써만이 아니라 동일 공간에서 함께 하고 시각적으로 마주 보며 서로의 생각을 공유해야 할 것이다.

두 번째로 도시재생 참여자들은 "계획가"가 아닌 "탐색가"라는 사고와 자세로 출발했으면 한다. 윌리엄 이스털리(Willian Easterly)의 "세계의 절반 구하기(The White Man's Burden, 2006)"에서 처럼 "탐색가"에 공감한다. 만일 도시재생에 있어서 "계획가"라는 사고를 가지게 되면 자신이 이미 답을 알고 있다고 생각하게 되고 재생과 관련한 문제점들을 자신만의 해법으로 해결할 수 있다는 기술적·공학적 문제라고 간주하는 우를 범하게 된다. 반면 "탐색가"라는 자세는 미리부터 자신이 답을 알고 있다고 단정하지 않고, 지역 문제를 물리적, 사회적, 역사적, 기술적 요인 등 복잡한 문제라 생각하고 시행착오를 겪지만 각각의 문제에 대한 답을 찾아내고자 노력하게 된다. 탐색가라는 사고와 자세는 가시적 성과물에 급급해하고 재생사업을 조기에 완료하려는 짧은 호흡을 장기적 관점에서 지역을 활성화시키려는 긴 호흡으로 전환시켜줄 수 있기 때문이다.

세 번째로, 도시재생을 위해 총괄코디네이터는 T형 또는 Π형 인재였으면 한다. T형은 깊은 전문성, 폭넓은 지식과 커뮤니케이션 능력이 있는 사람을 말하며, Π형은 T형에 또 하나의 전문성을 갖춘 사람으로 분류하고 싶다. 총괄코디네이터는 다양한 사람들로부터 많은 이야기를 듣기 위해 당나귀같이 항상 열린 큰 귀를 가지고 태평양 같은 평정심을 유지하며 디자인적 전문가 사고를 바탕으로 주민들과 지식을 공유하고 구체적인 전략으로 승화시킬 수 있는 사람이어야 할 것이다. 지나치게 구체적인 대안을 제시하지 않고 주민들이 직접 현실적인 목표를 설정할 수 있도록 그리고 주민 스스로 지역문제를 해석하고 해결방안 도출을 시도하면서 새로운 깨달음을 얻을 수 있는 기회를 많이 제공해 줄 수 있는 전문가라면 좋겠다. 왜냐하면 도시재생사업의 최종 결과물 이용자는 주민들이기 때문에 재생과정 속에서 그들이 중심이 된 시행착오와 시행을 거쳐야지만 진정한 결과를 얻어낼 수 있기 때문이다.

넷째로, 도시재생을 위해 도시재생대학이 많이 개최되고 주민들의 적극적인 참여를 유도했으면 한다. 전문가와 지역 주민들 그리고 지역 주민들 간에도 동일 문제를 바라보는 시각차가 매우 커, 재생대학은 이러한 격차를 좁혀주는 최고의 방법이다. 전문가들이 좋아하는 방대한 조사 자료도 지역에 직접 나가 부딪침으로써 얻을 수 있는 생생한 체험을 대체하지는 못한다. 결국, 도움을 줄 수 있는 지역 주민들과 어울리고 소통하는 기회가 필요한데 그것이 바로 재생대학이고 이를 통해 전문가와 지역 주민들 간의 인식차이를 좁힐 수 있기 때문이다. 또한 주민들은 재생대학을 통해 그들이 가지고 있는 문제가 나만의 고민이 아니고 지역 주민 공통의 문제임을 서로 알게 되면서 공감대를 형성하게 된다. 이런 시간을 통해 주민들 간에 형성된 느슨한 네트워크가 강한 네트워크로 재구조화되고 지역문제에 대한 인식 차이도 좁힐 수 있는 기회가 되기 때문이다.

마지막으로 도시재생을 위해 소규모 주민공모사업이 많이 진행되었으면 한다. 지역 주민들에게 그들 스스로 문제를 발견하고 해결할 수 있는 경험을 준다는 것은 매우 중요한데, 한 단계에서 작은 성공을 거두게 되면 자신감이 생기고 이에 힘입어 다음 단계로 올라갈 수 있다. 사업이 진행될수록 주민들은 고난이도 사업에 참여하게 되므로 이러한 과정을 통해 지역 주민들은 그들의 아이디어를 봉쇄하고 있던 낯섦과 실패에 대한 공포를 뛰어넘을 수 있다.

도시재생 과정에서 공공은 재생을 통해서 그 지역에서 있는 주민들이 스스로 뭔가를 시도할 수 있고, 위험을 기꺼이 감수할 수 있으며, 그들 간의 경계를 허물고 모든 분야의 지식을 동원해 도시재생을 진행할 수 있는 환경만이라도 조성해 주는 최소한의 역할이라도 해야 할 것이다. 그리고 지역추진의 관점에서 접근하는 노력을 할 때 가장 풍부한 기회를 제공해 줄 것이고 사업 과정 속에서 경제적 가치, 사회적 가치 및 환경적 가치가 균형을 이룰 때 건강하고 지속가능한 도시재생이 될 것이다.

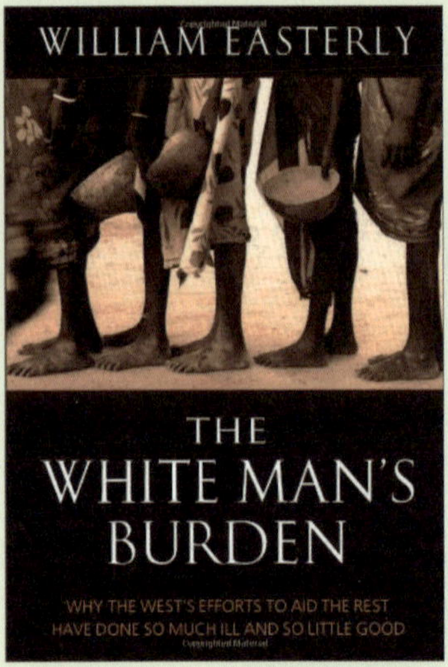
WILLIAM EASTERLY
THE WHITE MAN'S BURDEN
WHY THE WEST'S EFFORTS TO AID THE REST HAVE DONE SO MUCH ILL AND SO LITTLE GOOD

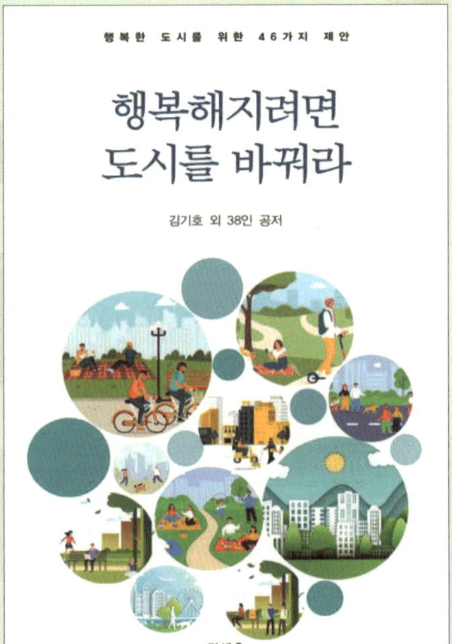
행복한 도시를 위한 46가지 제안
행복해지려면 도시를 바꿔라
김기호 외 38인 공저
미세움

도시재생 전문가

도시재생사업은 2015년 전국 13곳을 선도사업으로 선정하여 시작되어 현재까지 전국에서 진행 중이고 이로 인해 도시재생을 수행할 역량이 있는 전문가에 대한 수요는 꾸준히 증가하고 있으나, 이러한 인재를 체계적으로 양성할 제도적 뒷받침이 없었다. 이를 위해 한국도시설계학회가 2019년 "도시재생전문가인력양성연구"를 시행하였고 2020년 2월 전국의 6개 대학이 "도시재생 인력양성 거점대학"으로 선정되어 도시재생석박사과정을 운영하게 되었다. 또한 현장에서 즉시 업무가 가능한 인력을 양성하기 위해 대학, 광역도시재생지원센터, 연구기관 및 관련기관 등이 연합된 거점교육기관 연합체도 발족하게 되었다.

체계적으로 도시재생 전문인력의 양성에 관한 사항을 규정하고자 국토교통부는 2021년 2월 전문인력 양성체계를 제도화하였고 이를 통해 우리나라 도시재생을 이끌어갈 전문가들이 양성되고, 도시재생사업이 지역사회에서 점차 확산될 것으로 기대되고 있다. 그러나 도시재생인력양성을 위한 각 대학의 교육과정을 살펴보고 신촌도시재생, 독산동도시재생뉴딜, 구의동도시재생 관련 총괄코디네이터 및 센터장으로의 경험을 바탕으로 할 때 다음과 같은 사항

등이 좀 더 고려된 교육과정을 통해 인력양성이 이루어졌으면 하는 바람을 가져본다.

첫째, 교육과정 커리큘럼에서 전공별 균형이 필요하다. 교과목 대부분이 도시재생의 물리적 개선에 필요한 도시 및 건축 등의 과목들 중심으로 편재되어 있는데 도시재생을 시행하는 과정에서 주민과의 갈등, 주체 간 의사소통 및 주민역량강화 등이 매우 필요하여 이를 위한 체계적인 교육이수가 매우 절실한 실정이다. 이를 위해서는 의사소통방법론, 갈등관리론 및 조직관리론 등 인문·사회학적인 과목들과 균형을 이루는 교과목 편재가 이루어져야 할 것이다.

둘째, 논문 작성을 졸업요건으로 명시하는 것이 필요하다. 대학교육 과정에서 일부 대학원은 학점만 이수할 경우 학위를 부여하는 과정을 운영하기도 한다. 그러나 이러한 학점이수방식은 졸업자의 자질이 불충분해지는 것이 대부분이므로 도시재생대학원은 논문 작성을 통해서만 학위취득이 가능하게 해야 할 것이다. 졸업논문을 통해 도시재생과 관련한 이론, 실무 및 제도개선 등 다양한 분야의 연구결과를 도출할 수 있을 것이고 이러한 연구결과는 지속가능한 도시재생 방향을 설정할 수 있는 매우 중요한 자료가 될 수 있기 때문이다.

마지막으로, 지역 특성을 반영한 실습과목 및 전문가 양성이 필요하다. 도시재생에 대한 가장 큰 비판 중의 하나는 사업내용이 지역적 특색 없이 전국 어디서나 똑같다는 것과 지역 전문가들이 아닌 외지 사람들이 주로 활동하고 있다는 것이다. 지역별로 거점대학에서 교육이 진행됨으로써 지역문제를 수업대상지로 설정하여 진행할 수 있고 당해 지역에 거주하며 지역에 대한 이해도가 높고 열망이 있는 사람들이 교육대상자로 선발되고 배출될 수 있을 것이다.

UDA는 "도시설계핸드북(The Urban Design Handbook, 2018)"에서 도시설계과정을 카메라 렌즈가 사물의 초점을 맞추어 가는 것과 유사하다 했는데 이것처럼 도시재생사업의 추진과정도 비슷하다. 도시재생활성화지역을 렌즈를 통해 처음 보면 이미지는 흐릿하고 초점도 맞지 않으나 주민들과 함께 렌즈를 조금씩 돌리다 보면 사업지역에 대한 이미지는 점점 더 선명해지고 이러한 과정이 진행되면서 사업 내용들이 점차 구체화될 수 있을 것이다. 이제선(2019)이 황희연 등의 저서 "도시재생, 현장에서 답을 찾다"에서 "도시재생은 아는 만큼 보이고, 도시재생은 아는 만큼 성공할 수 있다"라고 한 것처럼, 지방 중소도시의 노후화된 기성시가지 대한 도시재생의 지속가능성을 위해서라도 도시재생전문인력양성에 대한 기대는 매우 크다.

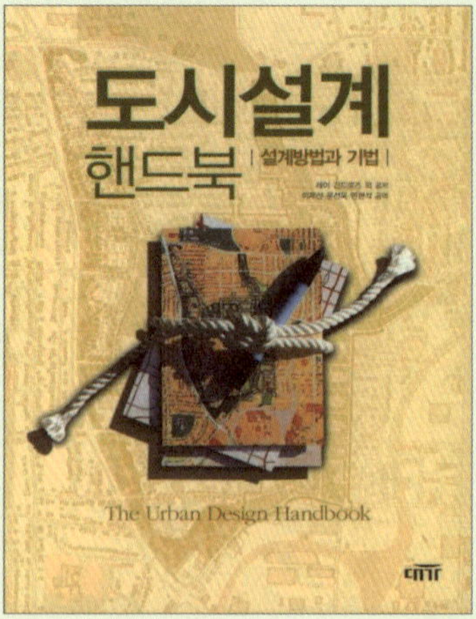
도시설계
핸드북
| 설계방법과 기법 |
The Urban Design Handbook

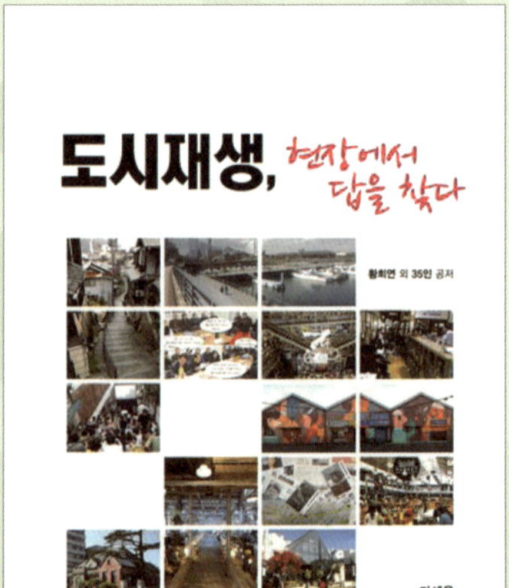
도시재생, 현장에서 답을 찾다
황희연 외 35인 공저
미세움

4장

쓱 와버린 도시

걷기의 미학

인류문명이 발전하기 시작한 것은 언제부터일까? 인류학자들은 인간이 두 발로 걷기 시작하면서 문명의 발전이 시작되었다고 한다. 그러나 현대도시는 걷기를 대신하는 교통수단의 탄생 그리고 속도와 시간을 더욱 중시하는 현대인의 삶이 결부되어 전통적 이동 수단의 하나였던 걷기는 열등한 수단으로 평가절하되고 있다. 때론 교통수단을 통해 개인들의 부를 표시하려는 욕구로 인해 걷기에 대한 가치 폄하가 일어나기도 한다. 그로 인해 현대도시는 걷기가 편한 도시를 만들기보다는 대체교통수단 사용이 편리한 도시를 만들기에 몰두하고 있는 것 같다. 도시설계의 주요 대상 중의 하나는 도시 내 공공공간으로, 공공공간을 걸으면서 즐기는 사람들이 줄면서 공공공간의 의미와 규모도 현대 도시에서는 점점 줄어들고 있다. 문명발달의 기저가 된 걷기가 단지 이동을 위한 수단인 자동차와의 경쟁에서 뒤처져 있다 하더라도, 현대인들에게 걷기가 줄 수 있는 매력은 더 이상 없는 걸까?

그렇지는 않다. 걷기는 아직도 전통적 의미인 이동 수단으로써 자연과 도시를 속속들이 이해할 수 있게 하는 매력을 가지고 있다. 걷기는 기본적인 이동 수단인 동시에 목적이다. 그러나 때때로 걷기의 의미는 목적지 도착이라는 결과가 아니라 과정에 있으며 자기 몸을 이용해 가고자 하는 곳에 갈 수 있다는 큰 기쁨과 그 과정에서 많은 것을 느낄 수 있게 한다. 때로는 출퇴근 시 목적지 전철역에서 내리기보다는 이전 역에서 내려 걸어가곤 하는데, 물론 교통비가 절약되는 경제적 이점도 있지만 나 또한 현대 문화의 빠른 속도에 파묻혀 살다 보니 때때로 자연과 도시환경을 주의 깊게 보지 못하기에, 걸으면서 자연과 도시를 느껴보고 싶기 때문이다. 걸으면서 돌아보는 곳에는 언제나 새롭고 다른 것들이 있다. 그럴 땐 당연히 길을 멈추고 사진을 찍든지, 메모를 하든지 또는 온몸으로 체험하면 그 장소가 나와 좀 더 가까워짐을 느낄 수 있다. 때때론 경사진 언덕을 오르다 보면 몸이 풀리기 시작하고 온몸에 피가 흐르기 시작함을 느낄 수 있다.

지나치게 빠른 속도로 자연과 도시를 지나가다 보면 놓치는 것이 많게 되나, 천천히 가다 보면 작은 부분까지 살필 수 있게 된다. 사람이 자연과 도시환경의 일부란 것을 더더욱 알게 된다. 얼마 전 졸업생이 SNS에 "교수님~ 저 얼마 전에 제주도 가서 올레길 며칠 걷다 왔어요. 서울 같은 도시랑 제주도를 비교하는 거 자체가 좀 말이 안 되긴 하지만, 천천히 자연을 느끼면서 걷는 게 얼마나 좋던지.... 제주도는 세 번째 방문하는 건데도 걷기 여행은 처음이다 보니 모든 게 다 새롭게 느껴지더라고요. 그만큼 걷는 게 사람으로 하여금 피부로 느끼게 하는 게 더 많은 거 같아요. 제주도 여행 이후 걷는 게 좋아져서 서울에서 매연 먹으면서도 굳이 걸어 다니고 있어요. ㅋㅋ” 전통적인 걷기의 매력에 흠뻑 빠진 모습이었다.

두 번째 걷기의 매력은 공간이해 및 공간을 활성화시킬 수 있는 원동력이라는 것이다. 걷다 보면, 차로는 갈 수 없는 미로와 같이 상호연결된 도시 공간들을 속속들이 가볼 수 있다. 특히 도시를 다루는 사람들에게 있어 걷기를 통해 느낄 수 있는 공간감각은 정말로 필요한 것이다. 낯선 곳을 여행할 때 짐짝처럼 관광버스를 타고 명소에 내려 둘러보고 사진 찍기보다는 지도와 함께 이곳저곳을 걸어서 다녀보는 것이 그 도시를 이해하는 데는 더할 나위 없이 도움이 된다.

2024년 3월 연구실에서 일본 도쿄와 오사카를 하루에 3만 보 이상 걸으면서 도시산책을 했던 기억이 난다. 이렇게 뚜벅이가 되어 도시를 걷다 보면 이전에 자신이 얼마나 급한 여행을 했는지 그리고 내가 아직도 살아있다는 놀라움을 느끼곤 한다. 존재하는 것들을 새삼 인식하게 되고, 또한 걸어 다니면서 많은 사람이 볼 수 없는 곳들을 볼 수 있게 된다. 그곳에서는 다른 곳에서 들을 수 없는 소리도 들을 수 있는데, 나뭇잎 소리, 바닷소리, 바람 소리, 내 심장이 뛰는 소리..... 거리에도 적용된다고 본다. 이용하고자 하는 대상들이 편하고, 즐겁고 정말 감동의 물결이 몰려온다.

때때로 걷기가 집중된 상업지역은 지역발전의 모태가 된다. 현대 도시인은 컴퓨터가 없으면 아무 일도 못 하거나, 스마트폰이 없으면 심심함을 참지 못하고 있다. 또한 자동차로 접근할 수 없는 곳은 가기 싫어하는 생활습관을 가지고 있다. 최근의 한 포럼에서 상가가 밀집되어 있는 지역으로 들어오는 차량을 막고 보행중심의 거리를 조성하고자 하는 의견에 대한 논의가 있었는데 그때 아직도 많은 대다수의 상인들께서는 걷기중심의 거리가 조성되면 상가가 더욱 쇠퇴할 것이라는 우려를 많이 보여주었다. 국내외 상가지역이 번창한 곳들의 특징이 사람들이 끊임없이 걷고, 쉬고, 구경할 수 있는 요소들을 가진 곳임을 아직 그분들은 모르고 있었다. 우리보다 자동차 문화가 더 발달된 선진국에서조차 걷기를 지역 상권을 활성화시키는 주요 수단으로 적극 사용하고 있는데도 말이다.

걷기가 가진 또 하나의 매력은 건강 유지에 도움을 준다는 것이다. 최근 도시 내 직장인들은 자동차 중심의 생활로 인한 운동 부족을 보충하기 위해 출퇴근길 또는 점심 식사 후에 운동 삼아 많이 걸어 다닌다. 아파트 단지에도 저녁 식사 후 많은 주민이 단지 내 외곽을 가장 멀리 걸어 다니는 모습들이 일상화되어 있다. 일전에 "Wall-E(2008)"라는 애니메이션 영화에서 걷기에 익숙하지 못한 뚱뚱한 미래인간들의 모습이 나타나고 있다. 행여나 걷기가 퇴색돼 버린 미래도시에 사는 우리 후손들의 모습이 아닐까 걱정스럽기도 하다. 그래서 그런지 뉴욕시에서는 미국인의 비만 비율이 급격히 늘어난 가장 큰 원인이 덜 걷기 때문이고 이에 따라 미국의 경쟁력이 감소되고... 그래서 해결방안은 도시적으로 걷고 싶은 거리 만들기, 보행공간 설계하기... 라고 하여 시 차원의 설계 지침을 제시하고 있다.

도시에 살고 있는 도시민들에게 걷기가 가진 이런 매력을 같이 느끼고 즐길 수 있도록 하기 위해 우리는 무엇을 해야 할까? 몇 년 전 자전거 이용자를 증가시키기 위해 자동차도로를 줄여서 자전거도로를 만들었더니, 이용자가 적어 자전거도로의 무용론을 제기하였다. 비록 양적으로는 자전거도로가 많이 만들어졌지만, 이용자들을 위한 안전 환경이 조성되지 않아서 자전거 이용자들이 그런 공간을 적극적으로 사용하지는 않은 것이다. 그런 원리가 걷기와 거리에도 적용된다고 본다. 이용하고자 하는 대상들이 편하고, 즐겁고 또한 안전한 환경이 조성되어야 원하는 인간 활동이 적극적으로 일어날 수 있는 것이다. 즉, 달리는 속도가 걷기의 즐거움을 대신하지 않고 걷기를 위한 즐거움이 가득 찬 거리를 만들어야 한다.

걷는 이들에게 즐거움을 주는 그러한 거리는 국내외 도시에 참으로 많다. 예를 들어 이스탄불의 이스틱클랄 거리, 바르셀로나의 람브라스 거리 및 국내의 서울 신사동 가로수길과 청주 성안길 등이 그 예가 될 수 있다. 이러한 거리를 걷다 보면 걷는 것이 즐거워지는 필수요소들을 갖추고 있음을 알 수 있다. 중소형 규모의 저층건물, 좁은 폭을 가진 다양한 소매점, 차량교통을 최소화한 걷기중심거리 및 거리 문화 등이다. 이러한 물리적 환경을 조성하는 것과 더불어 거리에서 걷기가 적극적으로 일어나게 하는 운영의 묘도 있다. 프랑스는 거리를 걷는 이들에게 흥미를 유도하기 위해 음식점, 꽃가게 및 서점 이외에는 보행로에 어떠한 물건도 내놓을 수 없게 하면서 걷는데 방해되는 요소를 없애고 거리에서 걷기가 적극적으로 이루어지는 거리 환경을 만들어내고 있다. 싱가포르의 경우도 거리와 면하고 있는 소매상들이 저녁에는 보행로까지 점포를 확대해서 장사를 하고 아침에는 철거하는 식으로 적극적으로 보행로를 활용해 걷는 이들에게 즐거움을 그리고 도시엔 활력을 만들어내고 있다.

현대도시에서는 휴대전화와 인터넷이 시선을 고정시키고, 사람들은 서로들 경쟁하느라 치열하고, 휴식조차 돈 주고 사야 하는 세상이 되어버렸다. 빠른 만큼 우리의 삶의 질도 나아졌을까? 현대도시는 걷기와 같은 어수룩하고 느리고 바보처럼 참하고 심심한 것들의 가치가 저평가되는 그런 사회가 되었다. 도시를 걸어 다니는 시간이 적을수록 도시는 사람들에게 더 두렵게 느껴지며, 도시를 걸어 다니는 사람이 적을수록 도시는 정말로 외롭고 위험한 곳이 된다. 사람들이 살만한 우리의 도시를 만들기 위해서는 사람들이 오랜 시간 편하고 안전하게 걷거나 머무를 수 있는 도시를 만들어야 한다. 다비드 르 브르통(David Le Breton)은 "걷기 예찬(Eloge de la marche, 2000)"에서 "걷기는 다른 리듬 속에 몸담고 시간, 공간, 타자와의 새로운 관계를 맺음으로써 주체는 세계 속에 자신의 자리를 회복하고 그 가치를 상대적 시각에서 저울질하게 되고 스스로의 저력에 대한 믿음을 되찾는다. 걷기는 나르시스적인 방식이 아니라 사는 맛과 사회적 관계 속에 제자리를 찾게 함으로써 인간 스스로의 모습을 바라볼 수 있도록 해 준다."라고 했다. 또, 걷기라는 행위가 인간에게 갖는 의미와 가능성과 관련해서는 리베카 솔닛(Rebecca Solnit)의 "걷기의 인문학(Wanderlust: A History of Walking, 2020)"에서 자세히 이야기되고 있다.

과거 공원은 왕이나 귀족들만이 이용하던 사적 정원이었으나, 1857년 맨하탄에 센트럴파크가 개장했을 때 영국의 런던 하이드파크처럼 미국에서도 처음으로 시민을 위한 공원이 만들어졌다. 거리를 도시의 주인인 사람이 걷고 즐길 수 있는 시민을 위한 공간으로 되돌리기 위한 마음만 있으면, 생각만 바꾸면 우리의 도시는 걷기가 편한 거리를 가진 살기 좋은 도시로 변화될 것이다. 또한 중요한 것은 걷기에 앞서 무작정 걷기보다는 어떻게 걸어야 하는가를 먼저 생각하는 것이 필요하고 항상 주위를 둘러보면서 자연과 도시 창조물들을 볼 수 있는 마음과 느림의 여유를 가진다면, 그것이 바로 걷기의 미학일 것이다.

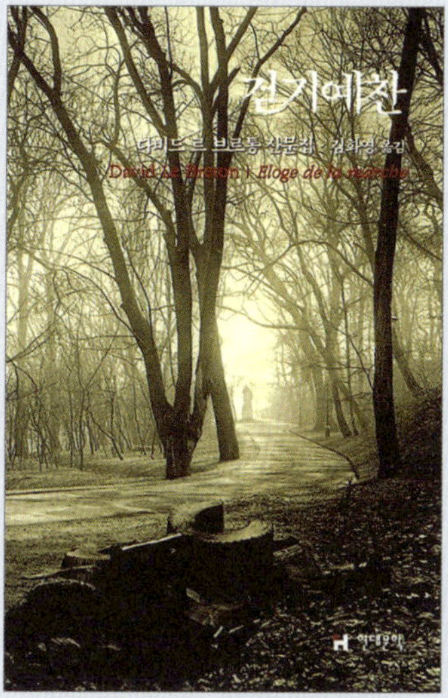
걷기예찬
다비드 르 브르통 산문집 · 김화영 옮김
David Le Breton | Eloge de la marche

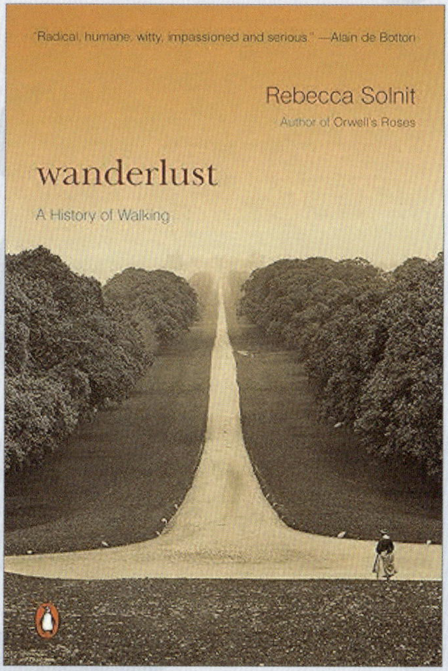
"Radical, humane, witty, impassioned and serious." —Alain de Botton
Rebecca Solnit
Author of Orwell's Roses
wanderlust
A History of Walking

보행친화도시(Walkable City)

보행친화도시란 보행자에게 통행권(right of way)의 우선순위를 부여하고 도시에서의 더 많은 이동을 걸어서 할 수 있게 해주는 걷고 싶은 도시로, 보행(walking)이 가능하게 하는 정도는 보행친화성(wakability)으로 정의된다. 흥미로운 것은 매년 전 세계적으로 발표되고 있는 살고 싶은 도시들의 공통적인 특징은 보행친화적인 걷기 좋은 도시라는 것인데, 단지 걷기 편하기 때문에 선정되었다기보다는 시민들이 보행, 자전거 및 대중교통을 안전하고 편리하게 이용할 수 있도록 충분히 기반시설을 마련해주고 있기 때문일 것이다.

도시의 역사를 볼 때 도시발전의 원동력은 무엇일까? 라는 질문에 대한 힌트는 사람이 하루에 도달할 수 있는 공간적 범위를 가장 멀리 갈 수 있게 해준 그 무엇인데? 그것은 아마도 이동 수단일 것이다. 사람들의 주요 이동 수단은 말과 마차를 이용하기 전까진 인간의 두 다리였고, 바퀴의 발명과 더불어 마차가 주요한 수단이 되었다. 산업혁명 이후에는 증기기관차나 노면전차의 발달로 인간의 활동 범위가 더욱 확대되었고, 4대문에 갇혀 있던 한성도 왕십리나 지금의 양재역 인근인 말죽거리까지 도시가 확장되기 시작했다.

그러다 1920년대부터 Ford 회사에서 Model T라는 자동차를 대중화시키면서 도시발전이 더욱더 가속화되었고, 2차 세계대전 이후 도시성장과 도시경쟁력을 확보하려는 시대적 흐름과 각국의 노력에 편승하여 보행 중심의 도시구조에서 벗어나 자동차 중심의 교통체계를 기반으로 한 도시구조로 변화되었다. 그러나 이러한 자동차 위주의 도시는 인간이 가진 보행을 열등한 이동 수단으로 전락시켜버렸을 뿐만 아니라 도시 활력을 잃어버리게 하는 주범이라는 것이 밝혀지면서, 1980년대 후반부터는 자동차 중심의 도시만들기의 근간이 되었던 근대주의(Modernism)에서 벗어나 인간중심적이고, 전통을 중요시하며 보행 및 대중교통 중심의 도시를 만들자는 신도시주의(New Urbanism)가 세계적인 도시 만들기 패러다임이 되었다.

신도시주의는 대표적인 자동차 중심의 미국 도시들이 2차 세계대전 이전의 도시 형태(urban form)로 돌아가야 한다고 주장하고 있으며, 많은 도시에서 도로다이어트, 대중교통, 보행 및 자전거를 이동수단으로 적극 활용하고 있다. 또한 최근에는 탄소 중립도시 또는 저탄소 도시를 만들기 위한 세계적 노력이 가속화되면서 보행, 자전거 및 대중교통을 통해 탄소배출을 저감시키는 도시를 만들려는 노력이 더욱 각광받고 있다.

신도시를 만들거나 또는 기존 도시를 재정비할 때 고려해야 할 중요한 내용 중 하나가 도시의 접근성 향상인데, 제프 스펙(Jeff Speck)은 그의 저서 "Walkable City, (2013)"에서 걷기를 증진시킬 수 있는 보편적 조건 네 가지를 설명하고 있다. 첫째, 일상적 이용 장소들이 인접해 걷기가 생활화될 수 있도록 하는 유용성(useful)이다. 둘째는 안정성(safe)으로 보행자가 자동차로부터 안전한 거리를 확보할 수 있도록 디자인하는 것을 의미하고, 이때 보행자는 실제로도 안전할 뿐만 아니라 매우 안전하다고 느낄 수 있어야 한다. 셋째는 내 집의 일부로 인식할 수 있는 건물과 가로 풍경을 통한 편안함(comfortable)이며, 넷째는 친숙하면서도 특색 있는 건물들로 사람 냄새를 느낄 수 있는 거리를 만드는 흥미로움(interesting)이다.

이제선의 번역서 "도시설계 1, (2014)"에서는 보행 공간은 단순히 걷는 것을 위한 공간뿐만 아니라 머무는 공간으로서 역할 그리고 걷는 공간이 휴게공간으로서 역할도 할 수 있어야 한다고 하였다. 이러한 개념은 "연세로 대중교통전용지구"와 "신촌도시재생사업"에 충실히 반영되기도 하였으며, 이러한 과정에서 고려되었던 주요 사항이 있었다. 첫째, 사람들은 다른 보행자, 주민들, 운전자들을 보며 길을 따라 걷기를 선호한다는 것이고 둘째, 보도를 분리해서 배치할 경우 주변 주택과 건물들로부터 잘 보일 수 있는 곳에 있어야 할 것이다. 셋째, 과속방지 조치들은 보행자들이 보다 안전하다고 느끼도록 교차로의 표면을 높이고 반경을 좁게 해서 보행자들이 길을 건너기 쉬워야 하며 넷째, 잘 설계된 보차혼용 도로에서는 보행자와 자동차의 동선이 충돌하지 않도록 하고, 다른 활동들의 발생이 촉진되기 때문에 바닥 마감재의 다양함과 세부설계의 대담한 변화가 장소에 따라 필요하다. 다섯째, 보도는 기하학적 모양에 맞추는 것이 아니라, 이용자들의 이동 동선에 맞추어 설계되어야 하며, 마지막으로 새롭게 개발되는 지역에서의 보행자 도로는 장애물이 없고 개방적이며 주변 보행로와 직접 연결되는 형태로 설계되어야 한다는 것이다.

쾌적한 보행자 환경을 만들기 위해서는 '5C' 원칙도 사용하는 것이 바람직한데 첫째, 연결(Connection): 보행자 도로가 사람들의 목적지와 잘 연결되어 있는가? 둘째, 편리(Convenience): 보행자 도로가 직선이고, 길을 건너기 쉬운가? 보행자가 길을 건너기 위해 10초 이상 기다려야 하는 것은 아닌가? 셋째, 즐거움(Convivial): 보행자 도로가 충분히 밝고 안전하여 사람들에게 즐거운 곳이며, 도로 주변에는 다양한 볼거리가 있는가? 넷째, 편안함(Comfortable): 보행자 도로의 상태와 너비는 양호하며, 보행을 방해하는 장애물은 없는가? 다섯째, 확실함(Conspicuousness): 길을 찾고 따라가는 것이 용이한가? 보행자를 인도하는 보도표면처리와 표지가 있는가? 를 검토하는 것이 보행친화적인 환경을 설계하는 데 매우 유용한 접근 방식이라고 설명하고 있다.

걷기를 중심으로 한 도시구조는 탄소 저감과 더불어 시민들의 신체적 활동을 촉진시켜 건강을 증진시킬 수 있게 하는 방법으로 도시정책에서 장려되고 있으며 정책적 관심이 계속 증가하고 있다. 저탄소, 친환경, 보행, 자전거 및 대중교통 등을 수용하는 도시구조는 도시의 경쟁력을 높일 수 있기에 우리나라도 이러한 가치를 수용하고 '걷기=행복'이라는 방정식을 실천해야 할 것이다.

이를 실천하기 위해서는 전문분야 중 토지이용계획 및 설계, 가로설계, 보행계획 및 대중교통계획 등이 밀접한 연관성을 가지고 도시정책을 수립하는 데 참여할 수 있어야 하고, 계획수립 후 즉각적인 실행이 필요할 것이다. 또 중요한 것 중의 하나가 통행권(right of way)에 대한 개념으로 단어의 뜻만으로 생각한다면 먼저 갈 수 있는 권리만을 표현한 듯 하지만, 서로 다른 교통수단 간에 내가 가진 통행권을 양보할 수 있는 서로에 대한 배려가 우선시되는 도시문화도 구축되어야 할 것이다.

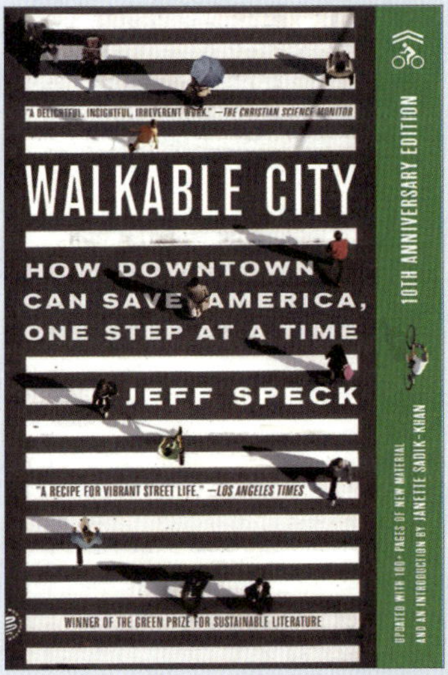
"A DELIGHTFUL, INSIGHTFUL, IRREVERENT WORK." —THE CHRISTIAN SCIENCE MONITOR
WALKABLE CITY
HOW DOWNTOWN CAN SAVE AMERICA, ONE STEP AT A TIME
JEFF SPECK
"A RECIPE FOR VIBRANT STREET LIFE." —LOS ANGELES TIMES
WINNER OF THE GREEN PRIZE FOR SUSTAINABLE LITERATURE
10TH ANNIVERSARY EDITION
UPDATED WITH 100+ PAGES OF NEW MATERIAL
AND AN INTRODUCTION BY JANETTE SADIK-KHAN

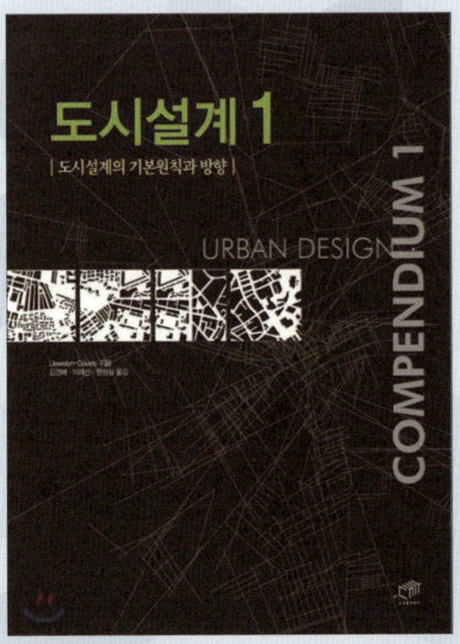
도시설계 1
| 도시설계의 기본원칙과 방향 |
URBAN DESIGN
COMPENDIUM 1

팬데믹과 도시

현대도시는 인구 과밀, 소음과 같은 물리적 환경에 따른 스트레스 및 복잡한 도시 생활로 인해 도시민들이 만성 스트레스, 우울증 및 정신질환 등과 같은 정신적 고통에 시달리는 비율이 점점 증가하고 있다. 특히 소셜미디어 발달과 더불어 도시에서 사회적 연결 및 사회보장 체계 등의 변화는 도시인들에게 더욱 고독과 외로움을 주고 있다. 특히 COVID 19와 같은 전대미문의 질병으로부터 도시민들을 더욱 안전하고 건강하게 살 수 있게 하는 물리적 환경을 만드는 도시설계는 공중보건과 더불어 다시 한번 중요한 분야로 대두되면서 감염병으로부터 안전하면서도 건강을 회복시킬 수 있는 도시의 물리적 환경에 대한 고민을 하기 시작했다.

2019년 말부터 시작된 팬데믹으로 인해 불확실성, 불안, 사랑하는 사람의 죽음, 생계 및 안전의 손실 그리고 삶의 계획 수립 관련 불안전성 등으로 전 세계 수백만 명이 신체적·정신적 질병을 경험하고 있다. 팬데믹 전에는 도시가 좁다고 느끼면서 일터와 휴식 공간을 향해 오가던 수많은 사람이 갑자기 전면 봉쇄라는 정책들로 집과 동네에 갇히게 되거나 사회적 거리두기를 위해 만들어진 바닥 표식 및 보행로 차단 같은 수단들은 인간이 그동안 함께 했던 마을 및 도시들과 어떻게 관계를 재설정해야 하는가? 등 도시 만들기 및 사용법에 많은 변화를 주고 있다.

상업시설, 업무시설, 오락시설, 문화시설, 스포츠 시설 및 교육시설들이 문을 닫거나 출입이 제한되고, 사람들 간의 신체적 접촉을 제한하는 정책 등으로 인해, 정신건강을 증진시키는 사회적 만남, 놀이 및 스포츠와 같은 다양한 활동에 참여하는 기회가 사라지거나 대폭 감소되었다. 팬데믹 동안 사회적 거리두기는 사람 간에 어떻게 교류하고 더불어 살아야 하는가? 에 근본적인 의문을 가지게 하며 공공공간에서의 생동감은 사라져가고 외부공간에서 안전한 공간을 차지하려는 새로운 긴장감을 높였다.

감염병과 같은 도시문제로 인한 도시민들의 삶의 질 저하는 21세기만의 문제는 아니었기에, 1902년 에베네저 하워드(Ebenezer Howard)는 과밀과 세균으로 인한 감염이 일반화된 슬럼 지역을 가지고 있던 런던이 가진 문제를 해결하기 위해 전원도시라는 새로운 모델을 제안하였고, 1922년 스위스 출신 건축가 르코르뷔지에(Le Corbusier)는 풍부하고 넓은 녹지공간에 타워형 건물들이 들어서고 유리창 건물들을 연결하는 빛나는 도시(Radiant City)를 파리에 제시하기도 했다.

팬데믹으로 인해 현대 도시는 불확실성, 불안감 및 상실감을 발생시켰지만, 한편으로는 도시설계가, 도시계획가 및 공공보건 전문가들 그리고 여느 때와는 다르게 이러한 팬데믹 속에서 살아야 하는 사람들에게 전환 시기가 도래했음을 느끼게 만들고 있다. 현대도시가 가진 복잡한 시스템에서 안전하고 건강한 주택 공급, 공기질 저하와 같은 환경적 스트레스 요인에 대한 노출 감소, 우울증 비율을 줄이는 데 효과적인 녹지공간에서의 신체활동 증가 등은 도시민의 건강과 물리적 환경과의 관계를 보여주는 사례가 되었다. 도시민의 신체적·정신적 건강이 중요한 쟁점으로 대두되는 이유는 팬데믹과 같은 상황에서 신체적 건강도 중요하지만 이로 인한 정신적 건강이 문제가 되고 있기 때문이다. 당연한 것으로 여겨졌던 공공재화와 일상으로부터 멀어질 수밖에 없었던 많은 사람들은 우리에게 가장 소중한 가치는 무엇인지? 우리가 놓치고 있는 것은 무엇인지? 우리에게 저평가되고 있던 것은 무엇인지? 생각할 기회를 주었다.

팬데믹 이전에는 도시가 가진 풍요로움과 편리성으로 인해 도심에 인구 유입이 지속되었으며, 이들을 위해 도심에 마련된 매력적인 시설들에 대한 접근성을 높여주기 위해 대중교통 시설을 확충하는 도시설계 방법을 사용하였다. 그러나 팬데믹으로 인해 사람들은 재택근무와 도시 내 핫스폿에 안전하게 사회적 거리를 유지하며 사는 것도 필요하지만 사람은 대면성과 군집해야 한다는 양면성에 직면하게 되었다. 팬데믹은 신체적·정신적 건강과 참살이를 향상하는 지역의 공동체 공간과 매력적인 도시기반시설에 더 많은 투자를 유도하면서 집으로부터 보행권에 기초 생활 SOC를 공급하는 것을 통해 활동들을 해결하도록 하는 10분 또는 15분 동네라는 보행중심 도시 패러다임을 가속할 수 있는 촉진 역할을 하였다.

팬데믹은 사람들이 도시에서 사는 데 있어 기존과는 전혀 다른 방법으로 그리고 과거와는 완전히 다른 필요시설들이 존재한다는 것을 인식하게 했다. 특히 팬데믹으로 인한 피해는 이전까지 우리가 살았던 도시 내 불평등한 환경에서 발생하고 있는데, 특히 빈곤계층, 녹지 없는 고밀 주택 거주자, 직업상 어쩔 수 없는 대면 근로자 그리고 쉽게 접근할 수 있지만 밀집도가 있는 대중교통을 정기적으로 이용하는 사람들은 바이러스가 창궐할 수 있는 위협 요소에 더 많이 노출되고 있다. 핸드폰과 같은 첨단기기에서 소외된 사람들은 정부에서 보내주는 안전 문자도 받지 못하기도 하고 특히 외로움이라는 위험에 노출된 노인 그리고 집에 머물 수밖에 없으며 특별한 돌봄을 받아야만 하는 기저질환자들이 주요 피해 대상이 되고 있다. 어린이들과 관련해서는 그들의 사회적 관계 그리고 놀이에 대한 욕구가 충족되지 않는 것으로 밝혀지고, 청각장애자들은 마스크로 인해 의사소통 장애를 경험하고 있으며 시각장애인들은 사회적 거리두기로 인해 도시 활동에 많은 장애를 느끼고 있다. 팬데믹은 도시 내 취약성을 여실히 보여주고 있으며 지금의 도시설계와 도시계획이 도시에 사는 특정 계층에게는 부합하지 않고 이에 따라서 도시민들의 건강에 영향을 주고 있다는 것을 이해하는 기폭제 구실을 하였다.

팬데믹이 창궐할수록, 중요한 것은 대부분 일시적이지만 긍정적인 변화를 만들어가는 것이고, 도시민들의 건강에 대해 미래의 한 부분으로써 이를 지속화시켜야 하며, 도시를 설계하면서 어떻게 신체적·정신적 건강과 참살이를 지원하거나 증진해야 하는가? 이다. 작금의 팬데믹으로 나타난 주요한 결과로 도시민의 신체적·정신적 건강과 참살이의 원천인 자연이 주는 긍정적인 효과를 접하기 위해 공원과 수변과 같은 지역 내 멋진 장소들의 중요성을 이제야 시민들이 더욱 중요하게 인식했다는 것이다. 이러한 공간에 대한 폭발적인 수요는 우리가 얼마나 자연에 기반을 둔 장소들의 가치를 특히 시민들이 친자연적인 도시환경에 대한 접근성 및 질적인 측면에서 얼만큼 가치를 부여할 것인지에 대한 방정식에 주목하게 했다.

몇몇 공원과 놀이터에 대한 이용강도가 너무 높아 정부에서는 과밀을 막기 위해 강제로 시설을 이용하지 못하게도 했지만, 반면에 정원과 같은 녹색공간에 대한 개별적 접근 특권과 불평등을 상징하는 것이 되었고 이에 대한 반작용으로 사회 정의적 측면에서 공원 역할에 대한 중요성이 점점 높아지고 있다. 이런 수요와 관련하여 좀 더 형평적인 대응은 기존 공원에 대한 이용을 막는 것이 아니라, 도시 내 가로 및 다른 공공공간에서 새롭고 확장 가능한 공원과 같은 공공공간들을 충분히 조성하는 것이다. 장기적 관점에서 팬데믹 기간 동안 주택 내부에 좀 더 넓은 발코니와 정원 조성, 도시 내 공원, 기타 녹색공간에 대한 좀 더 폭넓은 접근성 향상 및 고품질의 공공공간에 대한 공평한 접근성 마련 등과 같은 몇몇 대안이 주목받고 있다.

팬데믹은 개인 간의 거리를 유지하는 것이 가장 효과적인 방법이라는 원칙을 만들어 냈고 보행과 외부공간에서의 휴식을 위해 좀 더 사람 중심의 가로를 만들려는 노력에 방해가 되었던 것들이 전 세계의 모든 도시에서 일순간에 사라지게 해주었다. 도시학자들이 주장했던 보행로를 확장하거나, 새로운 자전거도로를 설치하거나, 보행 중심과 정온화된 도로를 만들려는 전략들이 팬데믹 이후 불과 몇 주 만에 전 세계의 많은 도시에서 작동하기 시작하였다. 이러한 변화는 파리부터 뉴욕까지 영속적인 변화를 이끌었고, 도시에 필요한 변화를 가져오는 것이 불가능한 것은 아니라는 것을 증명하면서 의지만 있으면 가능하다는 교훈을 주고 있다.

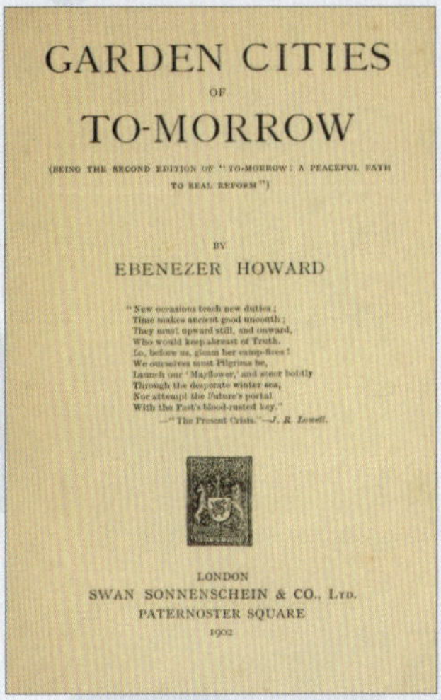

GARDEN CITIES
OF
TO-MORROW

(BEING THE SECOND EDITION OF "TO-MORROW: A PEACEFUL PATH TO REAL REFORM")

BY
EBENEZER HOWARD

"New occasions teach new duties;
Time makes ancient good uncouth;
They must upward still, and onward,
Who would keep abreast of Truth.
Lo, before us, gleam her camp-fires!
We ourselves must Pilgrims be,
Launch our 'Mayflower,' and steer boldly
Through the desperate winter sea,
Nor attempt the Future's portal
With the Past's blood-rusted key."
—"The Present Crisis."—*J. R. Lowell.*

LONDON
SWAN SONNENSCHEIN & CO., LTD.
PATERNOSTER SQUARE
1902

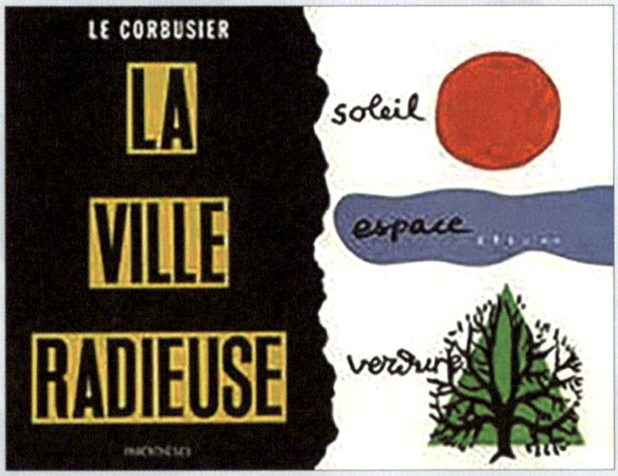

오감 도시

사람은 눈, 코, 입, 귀 및 피부라는 신체 기관을 통해 오감(五感)인 시각, 후각, 미각, 청각 및 촉각을 느끼면서 세상을 경험하고 인지하고 있다. 어제 하루 동안만이라도 내게 전해오는 무수한 감각들을 하나하나 느껴보았는가? 아마도 느낄 겨를도 없이 바쁘게 보냈을 거라 판단되는데 앞선 "환경-행동 이론"에서 설명하듯이 인간은 신체 기관을 통해 들어오는 부정적 감각은 개선하거나 순응해 가는 행동을 하게 된다.

인간은 감각을 통해, 감각과 함께 살아가고 있다고 하지만, 멋진 건물들을 보면서 내가 시각을 이용하고 있다고 지각하지도 않고 보고 있으며, 찐하면서도 탄 듯한 커피를 마시면서 맛을 느끼는 미각과 향을 느끼는 후각을 온전히 동원해 마셔야 한다는 인식 없이 그냥 즐긴다. 물론 의도적으로 감각을 일깨우는 때도 있는데, 와인은 코로 향을 즐긴 후 목 넘김을 하라는 충고를 따르지만, 감각이란 인간에게 너무나 익숙하고 당연하므로 삶의 순간마다 그러한 감각을 불러일으켜 인지하면서 살지는 않는 것 같다.

지난여름 어느 날 특별한 경험을 했는데, 서울 동대문디자인프라자(DDP)에서 행사 참석 도중 잠시 지하철역과 연결된 광장에 내려왔는데, 갑작스러운 폭우로 알루미늄패널과 바닥을 때리는 엄청난 빗소리, 시원해진 기온과 더불어 거대한 노출콘크리트 트러스트 구조물로 만들어진 하부 광장 아래에서 비를 맞지도 않으면서 커피 한 잔을 즐길 수 있었다. 이날 나의 온전한 다섯 기관은 평소 세밀하게 느끼지 못했던 감각들이 살아나면서 즐거움을 주었다. 청각으로 빗소리를, 시각으로 거대한 건축물을, 촉각으로 미세하게 낮아진 시원한 온도를, 혀와 코를 통해 커피 맛과 향을 충분히 느낄 수 있었다. 그곳을 몇 번 방문하곤 했지만, 온몸의 감각이 살아 있으면서 오감을 즐겼던 그날 그곳에서의 경험은 평생 잊지 못할 것이다.

인간은 그들이 가진 신체 기관으로부터 전달받는 오감을 통해, 매일매일 살아간다면 시각, 청각, 후각, 촉각 및 미각이 사람들에게 주는 영향과 관련하여 역사적 또는 실증적 살펴본 자료들이 존재할 텐데, 마크 스미스(Mark Smith)의 "Sensory History, (2007)"는 인간이 감각과 함께 어떻게 살아가고 있고 어떻게 역사 속에 들어가 있는지를 재미있게 풀어내고 있다. 또한 최민아는 "눈감고, 도시, (2019)"를 통해 감각은 우리를 둘러싼 도시를 한층 더 깊이 이해하도록 안내할 수 있는 도구이며 감각을 통해 이해할 수 있는 도시가 진짜 살아 있는 도시라고 했다.

사실 인간이 가진 오감을 일깨우는 도시를 만들려는 노력은 오래전부터 존재했었고, 감각은 사람에 따라 긍정적 또는 부정적일 수도 있어서 가능하면 부정성이 발생되지 않도록 노력하고 있다. 오감 중 인간이 받아들이는 자극의 80% 이상은 시각에 의존하기 때문에 시각은 매우 중요한 것으로 받아들여지고 있으며, 좋은 이미지를 가진 도시만들기 및 낡고 오래된 도시를 아름다운 도시(Beautiful City)로 만들려는 노력들은 20C 초반부터 미국을 중심으로 진행되었다. 가끔 영화에 나오는 시카고를 떠올리면 지상전철로 인한 소음이 가득한 혐오스러운 도시로 각인되곤 하는데, 도시 내부는 다양한 소리들이 집합되어 특징에 따라 소음 또는 음악이 되기도 한다. 전철 및 차량 등으로 유발되는 소음을 줄이기 위해 방음터널, 방음벽 및 방음 수림대를 설치하지만, 길거리에 버스커들의 공연과 음악과 함께 움직이는 도시 내 분수는 특히 무더운 여름에는 도시민에게 더욱 사랑받는 장소가 되고 있다.

도시의 특징을 가장 구분되게 하는 또 하나는 후각을 통한 냄새로, 맛있는 고기를 즐기기 위해 마장동 또는 독산동 축산시장을 갈 경우, 독특한 악취가 가득 차 있는 것을 느끼게 되는데 현재의 기술로는 도시 내 악취를 완전히 제거하기는 매우 어렵다고 한다. 반면 한강을 따라 한껏 피어난 야생화에서 내뿜는 꽃향기는 걷기나 자전거를 타는 사람들에게 인간이 만든 어떤 향수보다도 기분 좋게 해주고 있다. 그래서 전문가들은 건조환경에 자연을 끊임없이 입히려고 노력하는가 보다.

최근 국내에서는 건강한 식재료 및 먹거리를 기반으로 하는 미각을 통해 건강한 삶을 즐기려 비용과 노력을 아끼지 않는 미식문화가 나타나고 있다. 한옥을 중심으로 한 북촌에도 디저트 거리가 나타나고 있는 것도 그러한 영향이다. 우리나라의 경우 한여름에 피부를 통한 촉각은 매우 중요한데, 한여름엔 스마트 그늘막 및 쿨링포그와 같은 미세기후 조절장치를 설치하고 있다. 또한 도시를 채우고 있는 건물의 외피와 관련하여 콘크리트나 유리보다는 적갈색 벽돌 및 나무로 외장이 된 건물이 좀 더 따스한 촉감을 주기 때문에 젊은이들에게는 그러한 것이 밀집된 서울의 성수동 같은 곳이 새로운 촉각을 느끼는 핫플레이스가 되고 있다.

도시 전문가들은 사람이 가진 오감을 잘 활용해서 눈으로 읽는 도시뿐만 아니라, 귀로 듣는 도시, 코로 맡는 도시, 입으로 맛보는 도시 및 피부로 느낄 수 있는 도시 즉, 오감이 균형된 도시공간을 만들려 노력해야 한다. 그 결과로 도시민들이 도시일상에서 오감을 즐길 수 있다면 그들의 삶은 더욱 풍요로워질 것이고, 도시에서 진짜로 살아가고 있음을 느낄 수 있을 것이다.

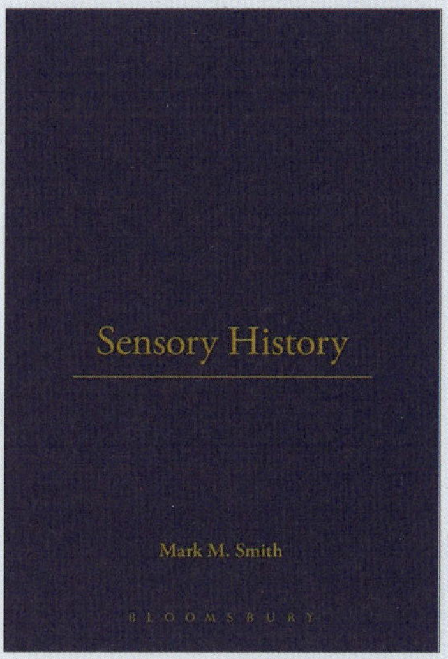
Sensory History
Mark M. Smith
BLOOMSBURY

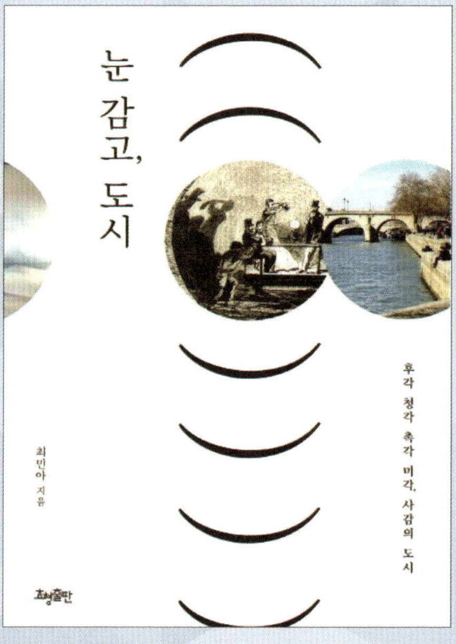
눈 감고, 도시
후각 청각 촉각 미각, 사감의 도시
최빈아 지음

표정이 많은 도시

몸이 아파서 며칠간 똑같은 표정을 가진 실내공간에서만 있다 보면, 몇 년 전 어쩔 수 없이 자가격리 또는 봉쇄 조치를 경험할 수밖에 없었던 도시민의 삶이 얼마나 힘들었겠냐는 것에 공감하게 된다. 내가 일상으로 생활하던 곳이 바로 창문 밖에 있는데 한 걸음도 나가지 못하고 실내에서만 머물러야 한다는 것은, 세상과 격리된 디지털 고치 생활을 즐기는 사람이라도 결코 즐겁거나 견디기가 쉽지만은 않았을 것이다.

팬데믹 시절에 문화적 격차인지 모르겠지만 마스크의 강제적 착용과 관련해서 해외 몇몇 국가에서는 자유 침해 및 인권 말살 등 다양한 측면에서 논쟁이 되는 것을 보았다. 국내에서는 방역을 위해서 온 국민이 일체 단결해서 마스크를 반듯이 쓰고 전대미문의 이런 국란을 반드시 극복해야 한다는 일사불란한 공감대 형성과 반대 목소리가 나타나고 있지 않았는데 말이다. 여러 논란 중 흥미로운 것은 마스크 착용 강제로 인한 아이들 육아 및 교육과 관련한 내용으로 특히, 유치원이나 저학년생에게 마스크 착용은 선생님과의 의사전달을 부족하게 하여 소통이 매우 힘들다는 것과 그로 인해 학습 능력이 현저히 떨어진다는 연구 결과들이다.

가끔 전화하다 보면 수화기 너머로 응답자가 마스크를 쓰고 있어 의사소통에 불편함을 끼칠 수 있다는 점을 양해해달라는 자동 목소리를 들었던 경험이 있을 것이다. 마스크를 통해 전달되는 목소리는 마스크를 쓰지 않을 때 전달되는 목소리에 비해 음향적인 면에서 커다란 차이가 있고 전달되는 내용을 이해하는 데도 많은 부정적 영향을 주는 것은 사실이다. 그러나 이보다 더 중요한 것은 마스크를 착용함으로써 인간이라는 초기 영장류가 서로 협력하고 돕기 위해 진화 과정을 통해 발전시킨 표정이라는 것이 사람 간에 잘 작동되지 않는다는 것이다. 인간의 얼굴은 수백 개의 근육을 이용해 뉘앙스가 가미된 표현을 전달하는 능력이 정밀하게 진화하였고 이러한 노력은 표정을 통해서 나타나게 된다. 표정은 다른 사람과의 상호작용에서 얻은 정서, 생각 및 의도 등 비언어적 정보를 주는 가장 중요한 원천인데 얼굴에 마스크를 착용할 경우 이로 인해 어린이와 어른들 또한 사람들 사이에서도 표정의 일부분이 전달되거나 읽히는 것이 매우 어렵게 되었다는 것이다.

우리가 사는 도시의 얼굴 표정 또는 이미지도 이런 상황과 비슷할 수 있다. 도시 얼굴을 구성하는 요소로 산, 하늘 및 물 등 자연환경(natural environment)과 인간이 만든 건물, 도로, 공원 및 차량 등 건조환경(built environment)이 있고 사람들은 이러한 도시 얼굴을 1년 365일 매일매일 마주 대하고 있다. 만일 도시가 그곳을 이용하는 도시민들에게 단편적인 모습만 보여준 된다면, 커다란 사회적 문제가 될 수도 있고 다양성과 재미도 없을 것이다. 로베트 벤츄리 등(Robert Venturi etc.)은 "라스베이거스의 교훈(Learning from Las Vegas, 1972)"을 통해 건축의 역할이 공간을 제공하는 것만이 아니라 소통과 전언의 수단과 기호로 작동하고 있다면서, 라스베가스 건물들의 화려한 스타일과 베껴진 양식들과 장식들은 바로 이러한 소통을 위한 상징과 표현이라고 하였다.

이런 맥락에서 도시시설물이 다양한 표정을 지을 수 있도록 설계되는 것은 매우 중요하다고 보는데, 이러한 사례 중의 하나가 가로벽(Street Wall)이다. 스피로 코스토프(Spiro Kostof)가 "역사로 본 도시의 형태(The City Assembled, 1992)"에서 도시의 길은 사람이 모여 사는 곳에서의 길이며, 건물에 의해 모양이 정해지는 도로를 의미하고, 가로공간은 건물이 이루는 벽으로 정의된다고 하였다. 도시설계에서 일반적으로 사용하는 가로벽 용어는 가로에 면한 건축물의 입면을 포괄적으로 지칭하는 것으로 건물 입면이 가로를 향해 늘어서게 되면 가로는 일정한 공간을 형성하게 되어 다양한 표정을 줄 수 있고 보행자들의 건물 접근성도 높일 수 있을 것이다.

또 다른 예시로 가로에 면한 매장들의 전면 폭을 6m로 만들라는 권고가 있는데, 전면 폭이 30m 정도가 되는 커다란 박스형 단일 건물이 저층부에 들어가는 출입구만 있고 창문이 없이 벽체 또는 내부가 보이지 않는 유리벽으로만 둘러싸여 있다면 그 건물은 얼굴에 복면을 쓴 것과 비슷하다. 이러한 무미건조한 도시공간이 도시민들과 다양한 대화를 하고 친근하게 다가가려면 앞서 언급된 30m가 되는 건물 전면을 최소 폭 6m를 가진 매장으로 입면을 분절하면 될 것이다. 이렇게 되면 최소 5개 건물이 연속해 있는 것 같고 5개 이상의 표정을 만들고 5개의 경험을 제공할 수 있을 것이며, 이를 통해 도시민들과 5개의 매장을 통해 최소 5회의 만남도 기대할 수 있을 것이다.

도시공간을 구성하는 자연환경 또는 건조 환경들이 만들어 내는 도시 표정은 도시민들과 연결되는 매우 중요한 요소이므로 도시민들과 더욱 잘 소통되도록 설계되어야 할 것이다. 도시공간 내 조성되는 시설물들이 다양하고 건강한 표정을 짓는다면 도시민들이 그것들을 읽어내는 수업조차 받을 필요가 없을 것이고 우리가 살아가는 도시의 표정들도 다양화될 것이다. 그것이 각 도시를 이해할 수 있는 또 하나의 방법이 될 수 있기에 여행 기회가 있다면 각각의 도시 표정들을 감상해 볼 여유를 가지길 바란다.

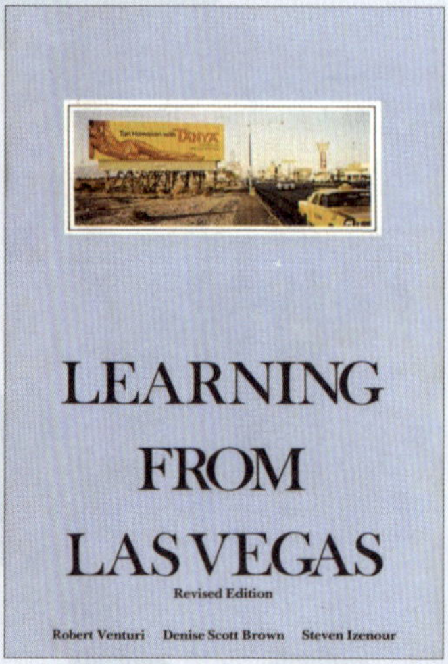
LEARNING
FROM
LAS VEGAS
Revised Edition
Robert Venturi Denise Scott Brown Steven Izenour

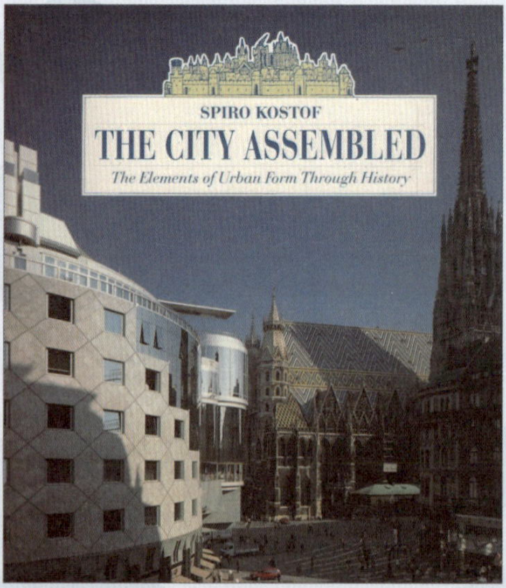
SPIRO KOSTOF
THE CITY ASSEMBLED
The Elements of Urban Form Through History

소음이 적은 도시

2022년 모 방송국에서 방영되었던 드라마 때문에 많은 국민이 “우영우 앓이”를 겪은 적이 있었는데, 극 중 주인공은 매우 시끄러운 환경에 놓일 경우, 두 손으로 머리를 감싸며 매우 고통스러워한다. 또한 천재적 청음 능력을 다룬 다큐멘터리에서 강아지 짖는 소리에 어린 음악가가 너무 민감하여 어쩔 줄 몰라 하는 모습을 본 적이 있는데, 일반인들에게는 잘 들리지 않는 강아지 소리의 특정 음역이 그 친구에겐 엄청난 소음으로 작동하기 때문이다.

도시민들은 자연환경과 건조환경이 만들어내는 다양한 소리로 가득 찬 도시에서 수많은 소리가 우리의 청각을 두드리는 곳에 노출된 채 하루하루 살아가지만, 원하는 소리보다는 원치 않는 소리가 더 많은 듯하다. 그래서 그런지 대중교통을 이용하다 보면 출퇴근 시간만이라도 도시인들이 듣고 싶은 좋은 소리를 듣고 싶어서인지 대부분 이어폰을 귀에 꽂은 모습을 목도하게 된다.

도시에서 발생하는 소음을 저감하려는 노력은 매번 선거철이 되면 공약으로 나타나는데, 지하철이 지상으로 있는 곳에서는 지하화를 지상에 고속화 도로가 있는 곳엔 덮개 설치 또는 지하화가 후보자들의 단골 공약이 되고 있다. 사실, 고속화 도로에 면한 주거단지로 유입되는 자동차 소음 또는 지상에 있는 지하철과 면한 지역으로 들어오는 소음은 거주자들에게는 엄청난 스트레스가 된다. 하지만 도시의 모든 곳이 부정적인 감정만 일으키는 소리로 가득 차 있지는 않다는 것을 우리는 잘 알고 있다.

수변공간에서 나오는 물 흐르는 소리, 도시 숲에서 나오는 다양한 동물들의 소리, 나무로 밀식된 아파트 단지 내 숲에서 나오는 새소리와 벽천의 물소리 등은 도시민들에게 긍정적이면서도 심리적으로 편안함을 주는 효과를 일으킨다. 그렇다면 도시에서 쏟아지는 수많은 소리를 소음이 아닌 긍정적인 효과를 만들어내는 것으로 변화시키면 어떨까 하는 생각이 든다.

도시에서 나는 소리가 소음이 되면 어떤 문제가 발생하는 것일까? 소음은 원치 않는 소리(unwanted sound)로 우리 마음을 어지럽히게 되고, 이로 인해 짜증(annoyance)이 발생하여 사람들을 산만하게 만들 뿐만 아니라 정신건강에도 부정적인 영향을 준다. 폴 벨 등(Paul Bell etc.)이 "환경심리(Environment Psychology, 2005)"에서는 같은 소리라도 원치 않는 누군가에게는 그것은 소음이 되는데, 소음은 대뇌를 통해 지각되어야 하는 신체적 특성 및 그

소리를 원치 않는다는 심리적 특성을 동시에 가지고 있어야 소음이 된다고 한다.

누군가에겐 스피커를 통해 나오는 클래식 음악이 재능 많은 연주자의 감동적인 소리로 들리는 반면, 다른 이에게는 공부나 수면을 방해하는 원치 않는 소리이기 때문에 소음으로 들린다는 것이다. 즉, 어떤 소리는 사람 마음을 편안하게 해주는 긍정적인 효과를 주는 반면, 누군가에게는 소음으로 들려 스트레스가 되는 것으로 변화되는 것이다. 그동안 현대도시는 시각적 측면을 너무나 강조한 나머지, 도시에서 나는 소리에 대한 고려는 매우 부족했던 것이 사실이다. 이러한 문제를 인식하기 시작하면서 차량 소음을 감소시키기 위해 방음벽과 방음터널을 설치하기도 하지만, 도시 경관적 측면에서는 매우 볼썽사나운 도시구조물이 되고 있다.

최근 도시의 물리적 환경과 소음 간의 관계를 연구하는 분야가 주목받고 있는데, 그것이 바로 Soundscape(음향 경관)이다. 음향 경관이란 소리를 뜻하는 sound와 경관을 뜻하는 scape의 합성어로, 1970년대에 머레이 쉐이퍼(Murray Shafer)가 "사운드스케이프: 세계의 조율(The Soundscape: Our Sonic Environment and the Tuning of the World, 1993)"을 통해 확산하여 사용하였고, 그는 시각이 장소를 보여줄 수 있다면 청각 역시 장소를 경관화

(Landscaped)된 단위로 인지하게 할 수 있다고 주장하였다. 음향 경관의 기본 아이디어는 원치 않는 소리를 피하거나 제거하며 설계를 통해서 원하는 소리로 강화시켜주는 것이다. 즉, 음향 경관은 소음을 완전히 없애는 대신 소음의 영향을 줄일 수 있는 긍정적인 음향 환경을 만들어내고자 한다.

적용되는 기법도 다양하여 분수나 바람 소리와 같이 자연 소리를 의도적으로 입혀 원하지 않는 소리, 즉 소음을 마스킹(masking)하는 방법부터 소음을 통과시켜 완전히 다른 소리로 바꾸는 방법까지 그 기법은 북유럽을 중심으로 무궁무진하게 발전되고 있다. 이러한 음향 경관은 우리가 음향 환경과 맺는 상호작용의 경험을 더욱 긍정적으로 바꾸며, 우리가 부여하는 장소 정체성에도 좋은 영향을 주게 될 것이다.

도시공간에서 발생하는 원치 않는 소리를 줄이기 위해 다양한 장치를 사용한 음향 개선 방법은 소음 감소를 넘어 적극적으로 도시에 적용할 필요가 있겠다. 소리는 우리의 정신적·심리적 건강에 영향을 미치는 것이 사실이기에 소리와 공간 간의 관계에 대한 높은 이해를 바탕으로 소음이 적은 도시로 만들어간다면 도시민의 삶의 질은 더욱 높아질 것이라고 본다.

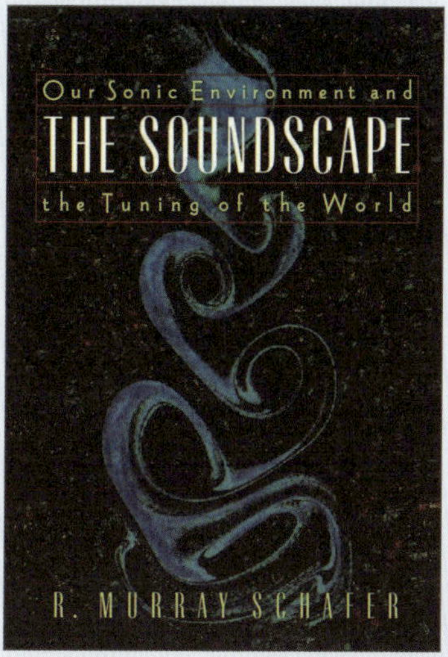
Our Sonic Environment and
THE SOUNDSCAPE
the Tuning of the World
R. MURRAY SCHAFER

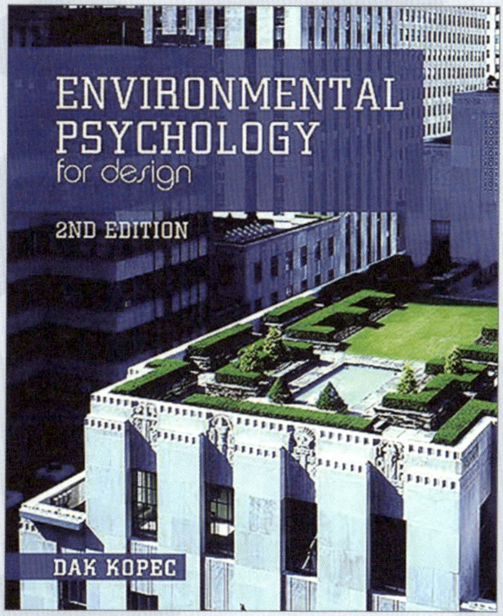
ENVIRONMENTAL
PSYCHOLOGY
for design
2ND EDITION
DAK KOPEC

냄새가 좋은 도시

최근 도시 내 대표적 기피 시설인 하수처리장의 상부를 복합개발하여 지자체나 지역 주민들이 선호하는 기초생활 SOC시설을 설치하고자 하는 노력을 기울이고 있는데 가장 큰 난관 중의 하나가 바로 냄새, 즉 악취다. 우리가 사는 도시는 인간의 후각으로 모두 느낄 수 없는 다양한 냄새들로 가득 차 있고 그것은 개인별 요인에 의해 향기가 되기도 하고 악취가 되기도 하는 특징을 가지고 있어 부정적 냄새를 완화하기 위해서는 방향제를 사용하기도 한다.

우리나라는 봄과 가을이 되면 자연과 도시에 다양한 꽃과 꽃향기, 소비구매를 향상시키는 카페에서 풍기는 커피 냄새, 베이커리에서의 빵 굽는 냄새 및 불멍을 즐기기 위해 나무 장작을 태울 때 나는 냄새 등은 자동차 매연, 악취 및 인공 향으로 물든 삭막한 도시인들의 삶에 매우 중요한 역할을 하고 있다. 꽃피는 계절에 북한강변을 따라 자전거를 타다 보면 자전거 도로 옆에 무심하게 핀 들꽃 또는 집단화되어 정성스럽게 관리된 꽃밭에서 나는 향기는 힘겨운 페달질을 해야 하는 이유를 충분히 설명해 주며 그러한 냄새가 있는 장소에 대한 기억을 더욱 좋게 해준다.

만족스러운 후각 체험은 그곳을 방문한 사람들에게 강한 이미지로 기억에 오래 남게 되곤 하는데, 도시에는 이러한 긍정적 냄새만 있는 것은 아니다. 예를 들어, 대규모 아파트 단지 내 보행로를 걷다 보면 어딘가에서 부정적 냄새가 나는 곳이 있는데, 그러한 곳에는 정화조가 묻혀있는 곳이기 때문이라고 하며, 주민들은 냄새나는 쪽으로 걸어 다니지 않고 우회하는 행동 변화를 가져오게 된다.

또한 도시에는 보이지 않는 냄새 배출구가 많은데 그중 하나가 지하에 매설된 수많은 하수관으로, 우리가 매일매일 인지하지 못할 뿐이지 이곳에서 발생하는 냄새는 도시공간을 뒤덮고 있다. 1868년 런던에 최초로 하수도를 설치하여 분뇨와 오물이 뒤섞이면서 발생되는 냄새를 직접 대면하지 않게 한 매우 선진적인 위생기술로 과거 도시에서는 자연스러운 냄새였던 것이 지금은 악취가 되어 버렸다. 악취가 항상 부정적인 것만은 아닌 것이, 가끔 교외지역을 운전하다 보면 창문으로 들어오는 가축들의 분뇨 냄새는 어린 시절 두엄 냄새를 맡으며 성장했던 사람들은 고향의 냄새라 부르며 잠시 악취를 즐기지만, 이러한 냄새가 낯선 이들에겐 매우 불편할 뿐만 아니라 그곳에 대한 좋지 못한 기억을 만들게 된다.

2018년부터 4년간 "독산동 우시장 일대 도시재생뉴딜사업"의 총괄코디네이터로 활동하였는데, 이곳은 마장동 축산물 시장과 더불어 서울의 대표적인 축산물 시장이지만 두 곳 다 가장 큰 특징 중의 하나는 독특한 악취가 배어있다는 것이다. 좋은 육류를 저렴한 가격에 즐기기 위해서는 일반 도시에서는 경험할 수 없는 그곳만의 냄새를 맡을 수밖에 없지만 맛있는 고기를 먹는다는 즐거움으로 악취에 대한 부정적 느낌은 덜했을 것이다. 그것은 바로 인간의 후각이 그곳의 악취에 친숙해지고 순응해진 덕분이며, 이러한 냄새는 이곳이 축산물 시장이라는 공간의 정체성을 매우 강하게 해주는 역할을 하기 때문이다.

도시에는 이처럼 긍정적·부정적 냄새들이 항상 존재하는데 인간의 오감 중 하나인 후각은 고상한 감각으로 인정받고 있는 시각과 대비해 천한 감각으로 여겨지고 있지만 냄새는 매우 중요하다. 최근 사람들의 일상적인 도시 생활 경험, 장소 및 인식에 매우 큰 영향을 미치기 때문에 이를 고려하여 도시를 만들어야 한다는 주장과 노력이 있다. 그것은 바로 도시설계와 후각을 결합해 도시를 설계해야 한다는 후각도시(Smellscape)로, 이 개념은 Porteous(1990)가 만든 용어로 "Urban Smellscapes: Understanding and Designing City Smell Environments, (2014)"를 저술한 빅토리아 헨쇼(Victoria Henshaw)에 의해 본격적인 연구가 진행되었다. 즉, 도시를 만들 때 공간에 개성을 주고 시각적으로 보여주기 위해 랜드마크(landmark)를 만드는 것처럼 후각적 특성을 활용한 smellmark를 통해 세월과 사연의 향기를 잃어버린 21세기의 도시에 새로운 활력을 불러일으킬 수 있다고 한다.

눈을 잠시 감고 내가 사는 주변에 긍정적인 냄새를 불러일으키곤 하는 그런 곳이 있는지 잠시 회상을 해보자. 도시화가 되면서 냄새는 부정적인 것으로 치부되거나 몰아내야 할 부정적인 무엇인가가 되었고 점점 더 후각적 정체성이 상실되어 가고 있다. 좋은 향기란 가공된 향기가 아니라 그 공간의 역사성과 사회성이 밴 시간과 사연의 향기이다. 도시로 뿜어져 나오는 부정적 냄새에 대한 가능성을 줄이고 이를 조절할 수 있는 기술적 발전은 후각도시라는 개념 속에서 기술적 진보를 가져올 것으로 기대되고, 이는 건강한 도시를 만들기 위한 노력의 하나가 될 것이라고 본다.

인간이 가진 오감을 통해 도시가 일상적인 경험을 증진시키는 것에 점점 더 중요한 관심을 가지고 이를 위한 투자들도 많이 이루어지고 있다. 시각적·청각적인 것과 더불어 이제는 후각적인 것들도 고려하면서 도시민의 삶의 질을 높이기 위해 자연에서 느끼는 냄새나 이와 유사한 향기로 가득 차고 경험의 새로운 차원을 제공해줄 수 있는 후각을 고려한 도시설계가 필요하다.

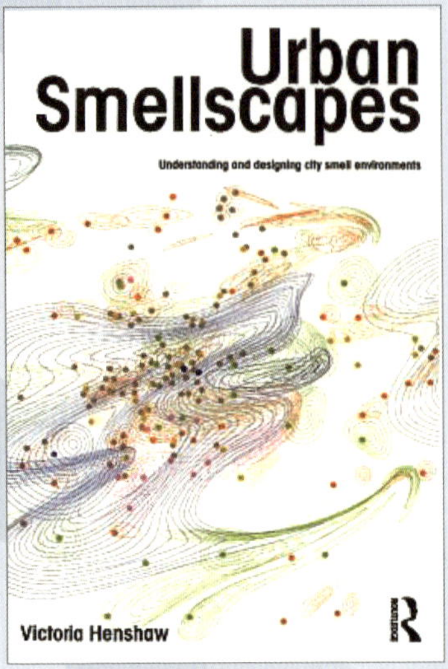
Urban Smellscapes
Understanding and designing city smell environments
Victoria Henshaw

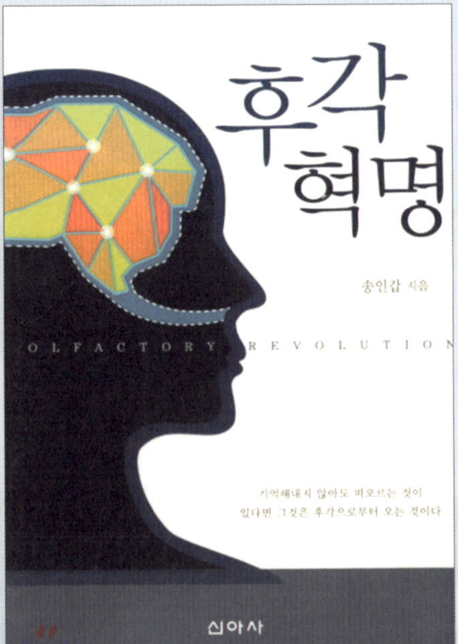
후각 혁명
송인갑 지음
OLFACTORY REVOLUTION
신아사

5장

다가올 미래도시

탄소중립과 그린인프라

사람들의 일상생활과 관련하여 매우 민감한 영향을 주는 것 중의 하나가 기후인데, 최근 국내외적으로 급변하는 기후변화로 인해 가장 주목받고 있는 것은 온실가스로 이산화탄소가 주범인 것으로 나타나고 있다. 이산화탄소를 포함한 온실가스의 지구 대기 중 농도가 증가해 기후위기를 초래하고 있고 현재의 인간 활동으로 인한 지속적인 온실가스 배출은 기후위기를 더욱 가속화시킬 것으로 예상되고 있다.

이런 현상은 해외도 예외가 아니라 인도에서는 폭염이, 좀처럼 눈을 구경할 수 없던 따뜻한 미국의 텍사스나 캘리포니아에서는 폭설이, 캔자스나 인디애나에서는 토네이도 등으로 마을이 사라지는 경우도 발생하고 있다. 더욱 큰 문제는 이러한 기후변화가 국지적인 문제에서 벗어나 수많은 재해들이 같이 발생하는 기후위기단계로 접어들고 있으며, 이러한 단계는 곧 전인류에게 닥칠 것이라고 전망되고 있다. 이러한 기후위기 원인으로는 온실가스가 그 중심을 차지하고 있으며 이산화탄소를 포함한 온실가스의 지구 대기 중 농도가 증가해 기후위기를 초래하고 있고 현재의 인간 활동으로 인한 온실가스 배출이 지속적으로 증가된다면 기후위기는 더욱 가속화될 것으로 예상되고 있다.

전 세계는 이러한 기후 위기를 지구가 당면하고 있는 중차대한 미래 변화로 규정하고, 1992년 리우데자네이루 국제회의 및 1997년 교토기후협약을 통해 탄소배출 규제를 발표하였다. 그리고 2015년 UN 기후변화협약 제21차 당사국 총회에서 파리협정을 체결하여 기존의 교토의정서 체제를 넘어 2020년부터 모든 국가가 참여하는 신기후체제로서 2100년까지 지구의 평균기온 상승 폭은 1.5℃ 이하로 제한하고자 하는 목표를 수립하였다. 우리나라도 지난 정부에서 2021년 11월 유엔에 2030년까지 감축할 온실가스 감축 목표량(Nationally Determined Contribution, NDC)을 제출했고, 이 목표를 달성하고 탈탄소사회로 나아가기 위해 "탄소중립·녹색성장중립기본법"을 2022년에 만들었으며 3월 21일에 '제1차 탄소중립녹색성장기본계획안'을 발표하였다.

탄소중립이란 배출되는 탄소와 흡수 및 제거되는 탄소량을 같이 해 탄소의 순배출량이 0이 되도록 하는 것으로, 인간이 대기 중으로 배출하는 이산화탄소를 지구시스템 내의 흡수원인 바다, 육상 생태계 등이 모두 흡수하거나 그렇지 못할 경우 인위적인 이산화탄소 포집 기술의 도움을 얻어 흡수하여 배출량과 흡수량이 동일하게 되는 상태를 의미하는 것으로 넷제로(net-zero)라고 표현하기도 한다. 탄소중립도시는 과거의 전원도시, 에코시티 및 지속가능한 도시에서부터 최근의 스마트 도시, 저탄소 도시 등을 넘어서 모든 화석 연료 사용을 줄이고 탄소 격리와 순환경제 전략으로 도시를 만들고 관리하려는 도시모델로, 현재 우리가 살고 있는 도시에는 효율적이고 효과적인 온실가스 배출 저감 및 흡수 노력 없이는 탄소중립 달성은 불가능하기 때문이다.

이와 더불어 그린인프라(Green Infra)는 원래 공원 및 녹지 등과 같은 자연생태적 요소를 뜻하는 그린(green)과 생활의 기반이 되는 시설물인 인프라(infra)의 합성어로 협의적 의미로는 도시 내 녹지공간 요소를 지칭하지만, 광의적 의미로는 건축물과 물순환체계에 관여하는 시설물까지 포함하는 것으로 도시 공간구조를 결정하는 주요한 기반 중의 하나이다. 최근 기후위기에 따른 탄소중립도시를 만들기 위한 관점에서 관점에서 그린인프라를 이산화탄소 포집기술이 아직 개발되지 않은 상황에서 그나마 남은 온실가스를 흡수 또는 제거할 수 있는 유일한 방안이라는 다기능성에 초점을 맞춘 개념으로 사용하고 있다.

탄소중립도시 실현과 2050 탄소중립이라는 국가목표 달성을 위해 우리나라는 중앙정부차원에서 '2050 탄소중립 추진전략'을 발표하였다. 이후 법정 절차와 정책수단을 담기 위한 관련법으로 "탄소중립·녹색성장기본법"을 2022년 9월 24일 제정·공포하여 탄소중립도시를 법적으로 규정하며, 탄소중립도시의 지정 및 운영 등에 관한 사항을 명시하여 추진기반을 제공하여 2050 탄소중립 비전을 법제화한 14번째 국가가 되었다. 2050년까지 국민의 생활터전이 되는 모든 공간과 이동수단의 탄소중립을 위한 다양한 과제는 '국토교통 2050 탄소중립 로드맵'을 통해 발표되었는데 그 주요 내용은 다음과 같다.

건물 부문에서는 건물의 에너지 성능을 측정·기록한 데이터 기반으로 생애주기별 건물 관리체계를 구축하고, 이를 기반으로 신축건물의 제로에너지화, 기존 건물의 그린리모델링을 확산한다고 한다. 특히, 2030 국가온실가스감축목표 상향에 맞춰 공동주택은 제로에너지건축 의무화를 조기에 적용하고, 건물 부문의 탄소감축 활동을 활성화하기 위하여 주택도시기금을 활용한 금융지원 등을 포함하였다.

교통부문은 감축목표에서 제시된 세부 목표의 이행상황을 점검·관리하는 교통데이터 기반을 마련하고, 탄소감축 효과가 큰 사업용 차량 50만 대의 전기·수소차 전환, 대중교통 활성화 및 수요관리를 병행하기로 하였다. 구체적으로 사업용 차량에 대해서는 차량·연료 구매지원, 전용 충전인프라 등부터 업종 특성에 맞는 인·허가 인센티브 부여, 아울러 대중교통수단을 확대·혁신하는 한편, 주차·부제 등 다양한 수요관리 정책을 도입 검토할 계획이다.

국토·도시 부문에서는 주거지의 탄소흡수량을 산정하고 구역별로 배출·흡수량을 시각화한 탄소배출 공간지도를 구축하는 등 지역 중심의 탄소 데이터 기반을 마련하기로 했다. 그리고 주거·산업·교통 등에 사용되는 에너지원을 수소로 전환한 수소도시, 에너지자립, 녹지 확충 및 저탄소 교통물류체계를 지향하는 스마트그린 산업단지를 조성하고 도시 내에 공원·녹지 등 탄소중립 공간도 조성·확대해 나가기로 하였다.

앞으로 다가올 미래도시는 개발 중심에서 벗어나 탄소중립과 삶의 질 개선 등으로 전환해야만 하고 그 중심에는 도시 공간구조, 교통체계, 기반시설, 공원·녹지 등을 효율적·친환경적으로 구성해 탄소배출은 줄이고, 흡수량은 늘려 도시 내에서 발생하는 순탄소배출량 0을 달성하는 탄소중립도시가 되어야 할 것이다. 탄소중립도시는 이제는 피할 수 없는 새로운 도시만들기의 패러다임이 되었기에 도시공간을 유지관리하는 실제적 주체인 공공과 민간의 노력이 더욱 중요해질 것이다.

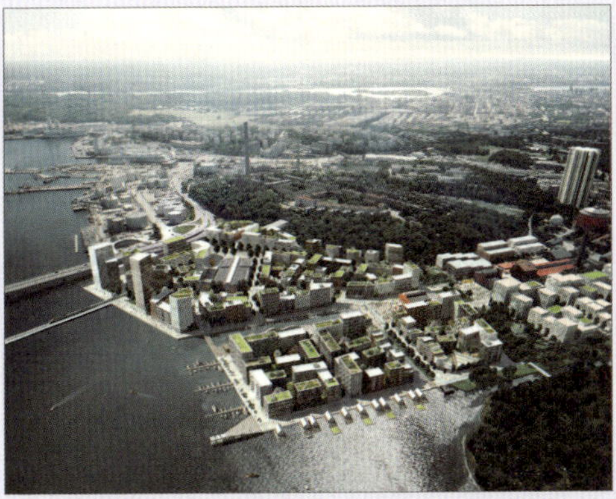

▲ 로얄시포트, 스웨덴

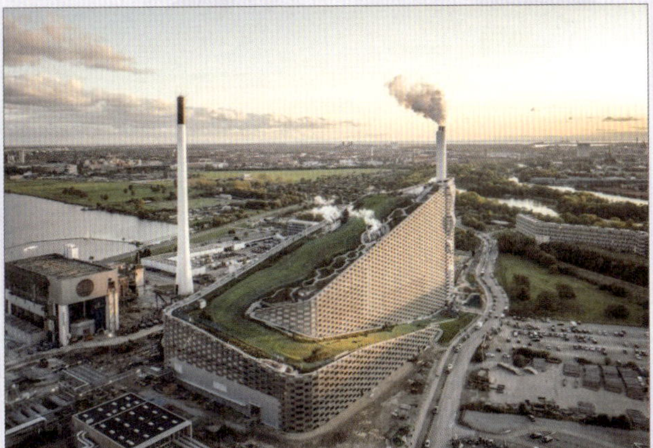

▲ 코펜힐, 덴마크

탄소제로와 친환경

2023년 기업인들이 가장 듣고 싶은 경제대응 부문과 미래준비 부문 중에는 '탄소중립신기술개발'이 미래준비 부문에서 46.6%로 가장 많은 표를 얻었고, 우리나라를 비롯한 국제사회는 지구온난화를 늦추고자 2050년까지 탄소 중립 달성과 합리적인 에너지 전환을 위한 기술개발에 힘을 쏟고 있는 상태이다. 이러한 분위기는 2015년 UN 총회에서 2016년부터 2030년까지 인류가 달성해야 하는 지속가능개발목표(Sustainable Development Goals, UN SDG)를 결의하면서 빈곤 해소, 교육 보장, 양성평등, 불평등 완화, 지속가능한 생산과 소비 및 기후변화 대응 등 17가지 목표를 제시한 바 있고, UN SDG는 ESG(Environmental, Social and Governance) 투자나 경영을 전제로 한 것은 아니지만 기업의 역할을 중시하고 ESG 활동이 달성해야 하는 여러 목표들을 제시하고 있다.

이에 따라 전세계적으로 ESG 논의가 활발하게 이루어지고 있는데, ESG는 영문 앞 글자를 딴 용어로, 기업이 단순히 이윤 추구에만 몰입하는 것이 아닌, 기후변화, 자원고갈, 폐기물, 오염, 산림벌채 등 환경에 부정적 영향들을 제거해 지속가능한 지구 생태계를 유지하는 '환경(environment)', 인권 및 노동조건, 고용관계, 안전보건, 소비자 보호를 고려하는 '사회(social)', 뇌물과 부패가 없는 건전하고 투명한 경영활동을 추진하는 '지배구조(governance)'를 의미한다. ESG 논의는 2004년 UN 산하 국제기구인 유엔 글로벌 콤팩트(UN Global Compact)와 스위스 정부의 주도로 진행된 'Who Cares Wins'을 통해 시작되었고, 여기에 참여한 세계적인 국제기구들은 ESG를 반영하는 것이 튼튼하고 회복력 있는 시장 조성과 지속가능한 발전에 이바지한다는 데에 의견을 같이하고 있다.

세계적 기업인 애플과 구글도 ESG 경영의 선두 주자로 특히 환경문제를 해결하고자 노력하면서 ESG를 실천하지 않는 협력 업체와는 공동작업을 하지 않겠다고 선언하였고 최근에 건설한 사옥에 환경적인 부문에 대한 두 기업의 관심을 적극적으로 보여주고 있다. 두 기업의 본사가 위치한 미국 캘리포니아(California)주 정부는 환경분야에서 선도적 역할을 하는 곳으로, 이 과정에서 주정부가 시행해 온 엄격한 규제들로 인해 경제적 피해가 크다는 비판도 받고 있다.

연료비가 높아 교통, 주거 및 사업비용도 상승하고, 환경에 대한 강한 규제와 세금들 때문에 기업인들 사이에서 미국에서 가장 사업조건이 나쁜 주로 선정되기도 하지만, 2030년까지 주정부는 전체 전기 60%를 바람, 태양열 그리고 지열과 같은 재생 자원을 가져와

쓰는 것을 목표로 실천하고 있다. 세계적 기업들이 가진 ESG의 가치 추구는 판매상품과 더불어 최근의 신사옥들을 통해 나타났는데, 그곳엔 기업의 경영철학과 가치관 등이 담겨져 있다. 특히 환경 부문에서 전 세계적으로 까다롭기로 유명한 캘리포니아주에 속해 있는 대기업들이 새로운 건물을 건설하고자 한다면 이러한 영향은 디자인에서도 뚜렷하게 반영될 수밖에 없을 것이다. 특히 이곳에 있는 Apple의 애플파크(Apple Park)와 Google의 베이뷰 캠퍼스(Bay View Campus)는 탄소제로와 친환경을 위한 노력들을 구체적으로 보여주고 있다.

최고의 제품을 경험하며 쌓은 심미안을 오롯이 애플 제품의 디자인에 쏟아부었던 전 CEO 스티브 잡스의 철학은 그의 마지막 작품인 애플 파크에도 고스란히 반영되어 있는 것을 볼 수 있다. 애플 파크 주변에 둥글게 구성된 자연, 나무, 잔디부터 사소한 공원 디자인까지 "좋은 환경이 좋은 제품을 만든다."라는 애플의 철학이 충분히 반영되어 있다. 보안 특성으로 일반인들의 출입이 제한되는 폐쇄적 기업 특성을 가지고 있지만 파크 주변에 한 바퀴 걷거나 뛸 수 있는 연속된 거대한 보행로를 설치하여 지역 주민들에게 또 하나의 활동 공간을 제공해 줌으로써 지역 주민들과의 화합도 도모하고 있다.

한편 구글의 베이뷰 캠퍼스도 애플과 유사한 자연에 대한 철학을 가지고 있기는 하지만 하이브리드 업무 시대에 맞는 친환경적이고 지속 가능한 캠퍼스를 그들의 철학인 혁신(innovation), 자연(nature), 커뮤니티(community)를 기반으로 건설하였다. 캠퍼스는 인접한 샌프란시스코 베이가 가진 아름다운 자연환경에 조화되도록 하였으며, 건물 전체를 통유리로 만든 덕분에 직원들이 모든 부분에서 채광을 받을 수 있고 모든 장소에서 자연을 만끽할 수 있게 되어 있다. 캠퍼스 주변을 자전거와 보행을 통해 이동하면서 볼 수도 있고 주변의 자연환경을 소중히 여기며 이와 조화되려고 하는 등 탄소저감형이면서도 친환경 장소만들기를 적극적으로 보여주고 있다.

애플 파크와 베이뷰 캠퍼스에 나타난 탄소제로와 친환경을 실천한 노력은 이젠 선택이 아닌 필수사항이 되고 있다. 국내에서도 서울의 경우 전체 온실가스 배출의 약 2/3를 차지하는 건물 온실가스를 집중적으로 줄이기 위해 신축되는 공공건물의 경우 제로에너지건물 인증 의무를 현재 5등급에서 2030년 4등급, 2050년 3등급까지 강화하고 민간건물의 경우 2027년까지 주거 및 비주거 규모별로 신재생에너지 설치 의무화 비율을 0.5%씩 상향한다고 한다. 도시개발, 도시정비 및 신도시 사업 추진 시 계획초기부터 탄소제로와 친환경개념을 적극 도입하는 노력과 다양한 주체의 공동작업, 탄소저감을 위한 인식개선 및 지역공동체의 협력이 매우 필요하며 이런 노력들이 도시나 건축분야에서는 일상이 되길 기대한다.

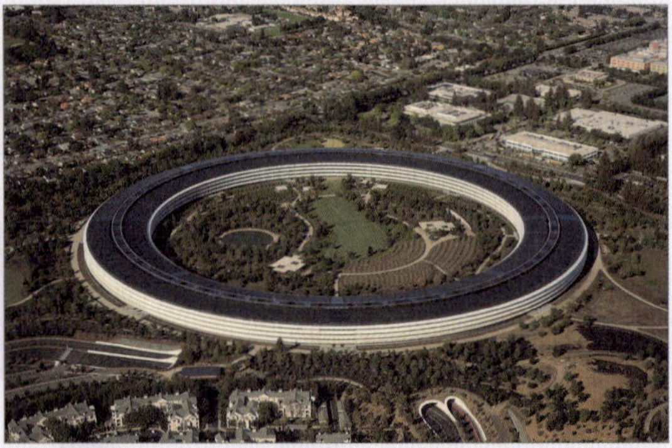

▲ 애플 파크, 미국

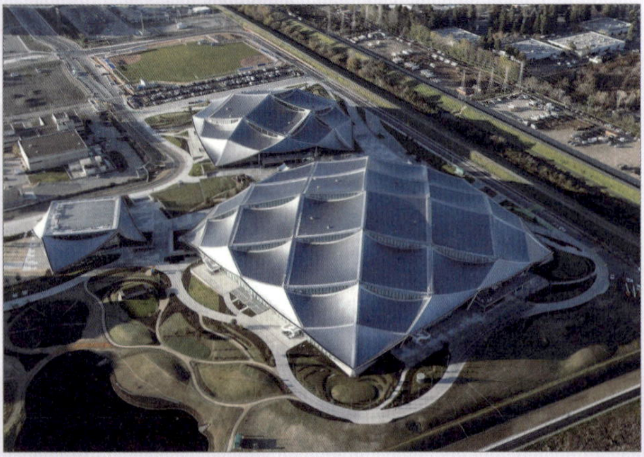

▲ 베이뷰 캠퍼스, 미국

사람을 존중하는 도시

최근 국내에서는 새로 선출된 단체장들이 도시를 대상으로 정책 실험을 벌이고 있는데, 긍정적 반응도 있지만 갈등이 벌어지는 곳도 있다. 하루 24시간 365일 사람들이 사용하는 도시를 대상으로 실험한다는 것은 도시 분야에서는 매우 어려운 일이다. 1900년대 초부터 저렴한 자가용 보급으로 근대 도시공간은 자동차와 사람이 상호 경쟁하기 시작했고 현재까지 절대 우위에 있던 자동차 중심 도시공간을 이제는 사람을 좀 더 존중하고 도시민의 삶을 증진시킬 수 있는 도시로 만들려는 도시공간 재구조화가 세계 곳곳에서 진행되고 있다.

예를 들어 자동차 중심 도시인 미국의 Chicago나 LA도 로드 다이어트, 보행공간 확보 및 자동차속도 감소 등을 통해 자동차 중심에서 보행 및 대중교통 중심도시로 변화되고 있으며, 스페인 바르셀로나는 가로세로 길이가 각각 400m인 슈퍼블록들로 구성된 도시조직을 변화시켜 슈퍼블록 안쪽엔 자동차와 오토바이가 쉽사리 들어올 수 없게 하고 있다. 다만 주민들이 소유한 차와 응급차 등의 공적 임무를 맡은 차량만 내부로 통행할 수 있는데, 제한속도는 시속 10㎞이며 슈퍼블록 밖은 50㎞로 하고 있다.

그러나 국내에서는 자동차 중심의 도시공간구조를 사람이 존중되는 곳으로 개편하는 전 세계적 흐름에 역행하듯이, 경찰청은 2021년도 4월에 도입한 '안전속도 5030' 제도를 2년 만에 폐지하고, 어린이보호구역의 경우 현행대로 30㎞로 하되, 심야시간대 50㎞ 상향을 그리고 기타 도로는 60㎞ 이상으로 자동차 속도를 높이고 있다.

또한 서울에서 최초 대중교통전용지구인 연세로는 일시적으로 그 기능을 정지시켜 차량 운행이 가능하게 하는 등 대중교통전용지구를 영구 해제하려고 실험하였는데, 이 과정에서 자동차들이 보도에 주차를 하거나 상하차 등을 위해 인도를 점령하면서 보행공간을 훼손시켰고 보도포장재의 뒤틀림이 발생하여 보도를 평탄화하는 공사를 다시 시행하기도 하였다.

이러한 일련의 국내 실험을 보면 도시정책을 시행하면서 선진사례들을 벤치마킹하거나 답사하여 바람직한 정책은 적극적으로 수용하는 경우가 다반사인데, 자동차보다 사람중심 도시로 만들려는 선진국의 노력과 교통문화는 실험하지 말고 적극적으로 도입하려는 노력이 필요하다. 이와 관련하여 차량속도를 줄이며 사람을 존중하는 도시를 만들려는 연구결과 2개를 살펴보겠다.

첫째는 미국의 도시계획가 도널드 애플야드(Donald Appleyard)의 "Livable Sreets, (1981)"로 도로에 다니는 자동차 수와 그 도로에 사는 사람들의 관계를 샌프란시스코의 세 개의 도로(각각 하루 2,000대, 8,000대 및 15,000대의 차량이 지나는 차로 수가 다름)를 대상으로 연구하였다. 그 결과 교통량이 적은 곳의 사람들은 평균 1인당 3명의 친구를, 차량이 많은 곳의 사람들은 0.9명의 친구를 가진 것으로 나타나 교통량에 따라 인간관계와 지역 사회의 활력 정도가 차이가 나는 것을 보여주었다. 또한 자신의 영역을 지도에 그려보는 것을 요청했을 때 교통량이 많은 도로의 사람들은 빨간 네모로 자기 아파트 부분만을 그렸지만, 교통량이 적은 도로의 사람들은 자신이 사는 건물 앞이나 도로 전체까지를 자신의 영역으로 표시하고 있어 교통량이 사람의 공간 영역성에도 영향을 주는 것으로 나타났다. 그리고 자신이 사는 거리를 그려달라는 요구에 교통량이 많은 곳의 거주자들은 주로 길의 윤곽만을 그렸지만, 교통량이 적은 곳의 거주자들은 건물의 세밀한 특징이나 주변의 나무까지 그려, 거주자들이 생활하는 공간에 대한 이해도에서도 교통량이 장애물이 되는 것을 보여주었다.

둘째는 얀 겔(Jan Gehl)의 "위대한 실험(The Human Scale, 2013)"으로 현대도시에서는 인간들이 쉴 수 있는 공간이 도시 중심에서 점점 더 멀어져 가거나 삭막해지고 있으며 인간이 좀 더 나은 삶을 누릴 수 있는 도시로 변화시키기 위해서는 자동차가 아닌 보행에 기반을 둔 인간 중심의 도시공간으로 만드는 것이 올바른 정답이라는 결과를 보여주고 있다. 덴마크의 코펜하겐에서뿐만 아니라 세계에서 가장 빠르게 성장한 중국의 도시들과 뉴욕 맨해튼, 호주 멜버른, 방글라데시 다카 및 뉴질랜드 크라이스트처치 등에서 자동차 중심에서 보행자 중심으로 변화되는 놀라운 실험 결과와 사람들이 그들에게 공공장소를 돌려주었을 때 그들의 도시를 행복한 도시라고 생각한다는 매우 중요한 결과를 보여주었다.

1970년대 네덜란드에서 시작된 본네프(Woonerf) 운동을 시작으로, 자동차가 도시의 주인이라는 생각에 정면 도전하는 의식에 기반해 도시의 주인은 어디까지나 사람이고 자동차는 손님에 불과하다는 것을 강조하며 도로를 지배했던 자동차와 다른 교통수단 사이의 팽팽한 갈등을 조정하는 작업이 전 세계적으로 한층 더 공개적으로 진행되고 있다. "도시는 더 이상 자동차 중심, 개발중심이 아니라, 인간친화·환경친화적인 방향으로 진행되어야 한다."라는 얀 겔의 목소리가 자동차 속도가 주는 편리성에 아직도 매몰된 우리의 심금을 더욱더 각성시키며 우리 도시도 사람이 존중받는 도시로 만들어야 할 것이다.

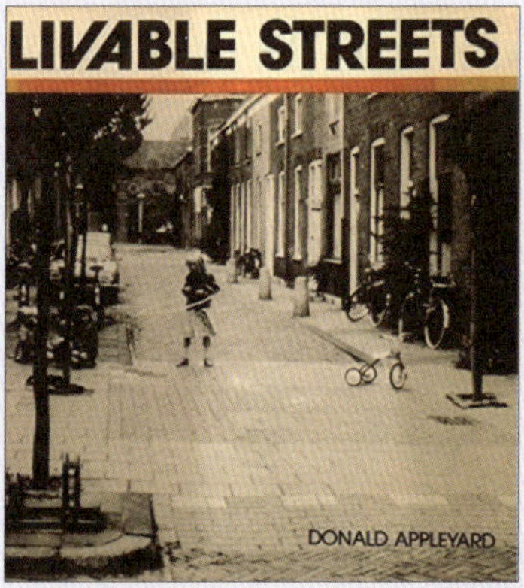
LIVABLE STREETS
DONALD APPLEYARD

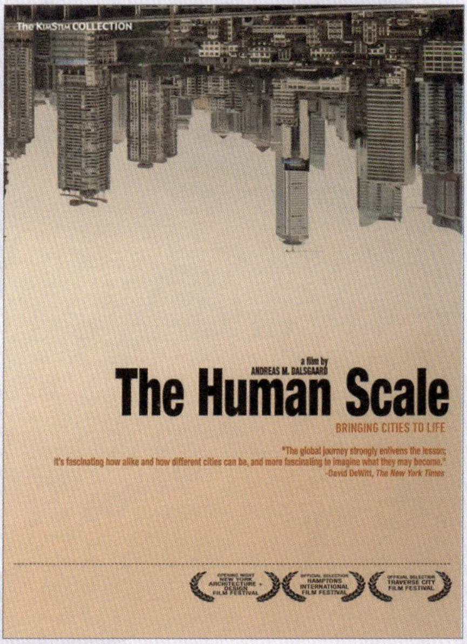
a film by
ANDREAS M. DALSGAARD
The Human Scale
BRINGING CITIES TO LIFE
"The global journey strongly enlivens the lesson;
it's fascinating how alike and how different cities can be, and more fascinating to imagine what they may become."
-David DeWitt, The New York Times

회복도시(Restorative City)

2020년 전후 상상하지 못한 팬데믹을 경험한 인류는 현재뿐만 아니라 근미래에 또다시 이와 유사한 위험이 닥칠 수 있다는 가능성을 대비해, 도시 내 물리적 환경을 설계적 측면에서 어떻게 준비를 해야 할지를 고민하게 되었다. 감염병으로부터 안전하고 건강한 환경을 만드는 것은 그동안 도시설계 과정에서 고려되지 않았던 것이 사실이었다.

감염병 여파로 도시 내 존재하는 주요 취약 측면과 요소로는 첫 번째, 물리적 측면에서 밀도가 높은 도시일수록 사람 간의 높은 접촉 빈도 증가로 인해 감염양상이 악화될 수 있는 도시밀도, 도로망 및 대중교통 체계 등을 통해 확산에 큰 영향을 미치는 연결성 및 이동성, 도시에서 제공되는 의료서비스의 질 및 접근성이 사망률과 연관성을 가지는 것으로 나타났다. 또한 양질의 의료서비스는 사망률을 감소시키는 것으로 나타났고 의료시설 및 서비스 그리고 다수의 인원이 공유하는 공간에서 밀접 접촉으로 인한 감염병 확산이 발생할 수 있기에 밀폐된 실내공간은 취약 요소가 된다.

두 번째, 사회적 측면에서 고령인구가 많은 도시일수록 높은 사망률을 보이기에 경제적 수준 및 교육 수준에 따라 감염률이 변화되는 인구구조, 저소득층의 경우 감염병에 의한 경제적 심리적 부담이 더 크며 감염병 대응에 취약한 사회적 취약계층, 팬데믹의 확산으로 인해 도심의 중심 상업 기능이 쇠퇴하면서 lock-down이 되어 버리는 도시경제 및 상업이 취약 요소가 된다.

세 번째, 환경적 측면에서 대기오염과 공기의 질은 감염률 및 사망률에 통계적으로 유의미한 양의 관계가 있는 공기의 질, 바람의 순환 및 풍속이 느릴수록 공기의 질을 하락시키고 그로 인해 감염률이 높아지게 하는 바람의 순환, 수질의 높은 오염도 및 폐수의 미비한 관리체계가 감염병 확산을 촉진하게 하므로 수자원의 질이 취약 요소다. 이러한 요소들에 대응이 미비할 경우, 감염병으로 인한 엄청난 피해가 발생할 수 있으므로 대응 방안 마련이 절실한 실정이다.

도시공간은 감염병에 대한 취약성을 여실히 보여주었으며 지금 우리가 사는 도시공간이 특정 계층에게는 부합하지 않을 수 있다는 자각과 도시가 가져야 할 회복성이 부재하다는 것을 인식하게 했고, 제니 로와 레일라 멕케이(Jenny Roe and Layla McCay)는 이를 극복할 수 있는 "회복도시(Restorative City, 2021)"에서 이 개념을 제안하였다. 회복도시란 모든 사람이 가능한 한 공정하고 정의로운 기회 속에서 건강할 수 있도록 하는 개념을 바탕으로 도시의 공공공간과 물리적 환경이 건강 형평성을 발전시키는 도구로 사용되는 도시를 의미한다. 이러한 도시는 장소와 건강 간의 관계에 우선을 두고 전통적인 장애물들을 극복하면서, 외부로부터의 충격에 빠르게 회복할 수 있는 도시를 만들어 사람들의 신체적·정신적 건강과 웰빙을 유지시키고 증진시킬 수 있는 놀라운 잠재력을 가지고 있는 것으로 나타나고 있다.

도시가 발전·성장하면서 도시화율 증가, 인구 밀집, 개인 및 보건 위생 문제 등이 심화되었고, 감염병 등 전염성 질병 발생으로 도시민들이 겪는 도시문제가 산업혁명 이후 최근까지 지속해서 발생하고 있다. 특히 21세기에 들어선 현대도시는 인구밀도 증가, 교통 발전에 따른 이동 거리 증가, 고령인구 증가 등으로 인해 과거 대비 감염병에 대한 노출성, 전파성, 취약성 등 병원균에 대한 위험성이 매우 증가해 도시설계가들에게 감염병과 관련된 도시 및 건축공간에서의 준비 필요성을 강조하고 있다.

감염병으로 인한 경험은 회복도시(Restorative City)가 도시의 물리적 환경 안에서 사람들에게 중요한 것이 무엇인지를 다시금 일깨워 주는 데 도움이 되었으며 이와 유사한 외부 충격에서 벗어나 일상으로 빠르게 돌아갈 수 있는 노력에 함께해 줄 것을 요구하고 있다.

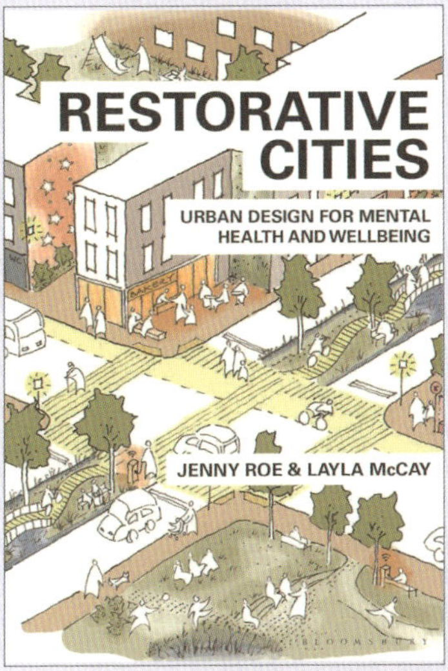
RESTORATIVE
CITIES
URBAN DESIGN FOR MENTAL
HEALTH AND WELLBEING
JENNY ROE & LAYLA McCAY

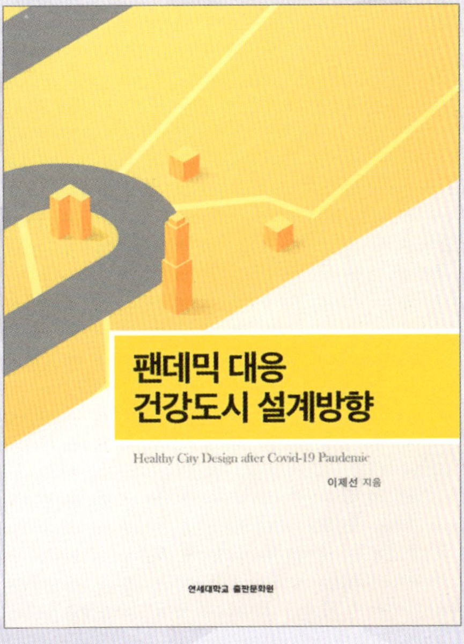
팬데믹 대응
건강도시 설계방향
Healthy City Design after Covid-19 Pandemic
이제선 지음
연세대학교 출판문화원

자율주행과 도시공간

역사적으로 도시공간 변화에 영향을 준 것들은 헤아릴 수 없이 많지만, 도시를 수평적·수직적으로 확장하는 데 가장 큰 영향을 준 것은 무엇일까? 아마도 그 시대의 첨단기술인데 예를 들어, 19세기에 등장한 전차는 걸어서 반나절 만에 갈 수 있는 곳이 도시 경계라는 개념을 깨뜨려 버렸다. 1898년 서울에 전차가 도입되면서 성곽도시 한양의 경계는 청량리 및 마포까지 수평적으로 확장되었다. 그렇다면 수직적 확장이 가능하게 했던 기술은 무엇일까? 그것은 바로 엘리베이터와 철골로, 1850년대 미국 OTIS에서 현대식 엘리베이터가 발명되어 전 세계로 퍼져나갔으며, 1880년대에 철골이 건설자재로 등장하면서 엘리베이터와 더불어 오늘날의 초고층 건물이 도시공간에 출현 가능하게 해주었다.

20세기에는 어떤 기술이 도시공간에 많은 영향을 주었을까? 바로 자동차다. 1920년대 미국 Ford에서 모델T라는 저렴한 자동차가 판매됨과 더불어 도로가 건설되면서 도시가 외곽으로 확장되게 되었고 이는 근대 및 현대 도시공간 변화에 매우 큰 영향을 주었다. 현대도시의 대명사인 뉴욕 맨해튼 한복판을 가로지르는 일명 '로어 맨해튼 고속도로'라는 모제스(Moses) 뉴욕시장의 1959년 아이디어가 지지 받았을 정도였다. 우리나라도 지금은 사라졌지만, 빠른 차량통행을 위해 서울 도심에 삼일 고가 및 청계천 고가를 건설하고 사용했던 사실을 기억할 것이다.

그러면 21세기에는 어떤 기술이 미래 도시공간 변화에 가장 큰 영향을 줄까? 그것은 아마도 운전자가 직접 조작하지 않아도 차량의 외부 환경 및 운전자 상태를 인지하고, 인지한 정보를 바탕으로 차량을 제어해 스스로 목적지까지 주행할 수 있게 도와주는 자율주행일 것이다. 미국자동차공학회(SAE)는 자율주행 기술을 자동화 수준에 따라 6단계(레벨 0~5)로 분류하고 국내에서는 레벨 0~3에 해당하는 자율주행 기술들을 개발하여 양산 차량에 적용 중이며, 레벨 4, 5에 해당하는 자율주행 기술은 향후 제공할 예정이라고 한다. 테슬라의 자율주행기술인 FSD(Full Self Driving)는 레벨 2 수준으로 운전대나 페달에서 손발을 떼더라도 차가 일정 조건에서 알아서 갈 수 있으며 운전자는 이상이 감지되면 즉각 개입해야 하고 사고 책임이 운전자에게 있다고 한다. 레벨 3부터는 자동차가 기본적으로 주행을 맡게 되는데, 그에 따른 사고 책임이 제조사에 전가될 수 있어 아직 레벨 3은 시판하고 있지 않지만, 곧 출시된다고 한다.

자율주행은 곧 다가올 미래 기술임은 틀림없지만 이에 따른 도시공간 변화에 대한 논의는 아직 걸음마 단계이다. 일부 교통전문가들은 자율주행 편익으로 개인 승용차 분담률이 크게 높아져 도로 용량이 증가할 뿐만 아니라, 장거리 광역교통이 많아져 도시 내부의 개인 승용차 통행량도 많이 증가할 것이므로 도로 공간의 감소는 없을 것이라고 예측한다. 자율주행이 대세라면 비록 객관적·과학적 근거에 기반을 두지 않더라고 자율주행과 도시공간 변화에 관하여 지금부터라도 고민해 볼 필요가 있기에 몇 가지 조심스러운 예측을 해본다.

첫째는 소음 문제로, 주거지의 경우 낮의 소음이 55db 이하 기준이 되어야 하기에 주택이 면한 도로에 무분별하게 방음벽 또는 방음 터널이 설치되는데, 자율주행차는 소음이 적어 도시경관을 해치는 이런 시설들이 우후죽순 설치될 것 같지는 않다. 그리고 도로부터 건물까지 이격 및 시설 설치가 필요가 없고 보행로와 건물이 인접 배치되어 진정한 보행 친화 가로가 가능할 것이고, 아파트 배치시 도로에 면한 곳에 소음 대응을 위해 주동의 측벽배치라는 기준도 없어져 설계 자율성도 높아질 것이다.

둘째는 주차장 문제로, 일반적으로 1대의 차량은 출발지·목적지 2곳의 주차면이 필요하다. 그러나 자율주행차는 도시 외곽 주차장에 주차해 있을 것이며 내가 필요한 시간에 내가 있는 곳으로 와 이동하면 되기 때문에 주차문제가 지금처럼 심각하지는 않을 것이다. 또한 부동산 측면에서도 주거단지마다 주차장을 설치할 의무가 없어서 지금처럼 지하 주차장 마련을 위해 토목 공사비가 추가로 지출되는 것을 획기적으로 줄여줄 수 있기에 주택가격이 상당히 저렴해질 것이다. 다만, 주차장을 원하는 차주가 있다면 단지 내부 일부 공간에 비용지불용 주차장을 설치해 주면 될 것이다.

셋째는 도로 용량으로, 자율주행이 되면 호출된 차량의 승하차를 위해 건물 앞 도로에 극심한 혼잡이 발생할 것이기에 대기공간이 많이 필요할 것이라는 예측이 있지만, 건물 지하에 만들어 지상으로 올라오도록 한다면 그런 문제는 발생하지 않을 것으로 본다.

넷째는 차량과 보행의 동일공간 사용에 따른 충돌로, 자율주행차는 주거지 외곽에 주차되고 보행으로 주거지에 진입할 것이기에 주거지 내부에서는 차도 공간들이 점점 사라질 수 있을 것이고 이러한 공간은 공원으로 조성될 수 있을 것이다. 또한 기존의 도로공간은 사람들이 차량에 방해받지 않고 걸어 다니면서 신체활동을 할 수 있고 아이들은 차량에 의해 빼앗긴 골목길을 돌려받을 수 있으며 이러한 공간에서 이웃주민들과의 사회적 교류가 더욱 자연스럽게 이루어질 것이다.

물론 이렇게 좋은 변화만 있을 것으로 생각되지는 않고 걱정스러운 것도 있는데, 자율주행차의 센서에 방해를 줄 수 있는, 예를 들어 저층부 및 보행로에 설치되는 다양한 휴먼스케일의 설계적 요소들이 제거될 수밖에 없을 수도 있다. 그렇게 된다면 모더니즘 시대의 매끈하고 메탈적 도시공간이 될 수밖에 없기에 인간중심 도시가 아닌 다시 한번 자동차중심 도시로 회귀할 것 같아 염려스럽다. 물론 이러한 요소들을 자율주행차가 올바르게 인식하도록 AI를 기반으로 한 기술이 개발될 것이라고 본다.

우리가 사는 이 시대의 기술 발전은 우리가 사는 도시공간에 많은 영향을 미치게 될 수밖에 없기에 근미래에 다가올 자율주행 시대를 수용하기 위한 도시공간 변화가 어떻게 될지 자못 궁금해진다. 지금부터라도 교통, 도시, 건축 등 다양한 분야의 전문가들이 미래 자율주행 도시의 바람직한 발전방향을 설정하고 자율주행을 통한 부작용을 최소화하고 혜택을 극대화하기 위해 함께 더 많이 고민하고 예측해 보아야 할 것이다.

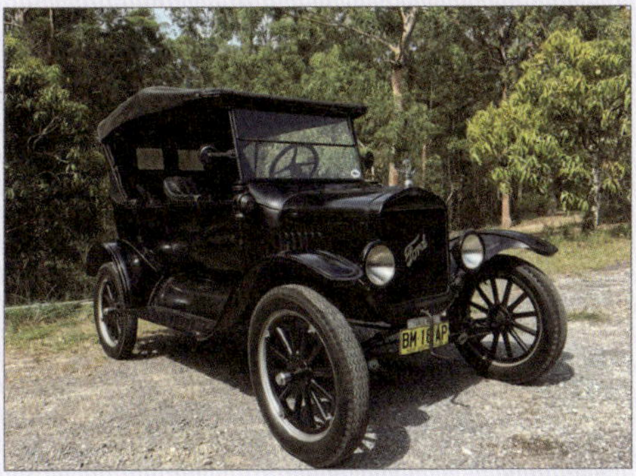

▲ 모델 T, 미국

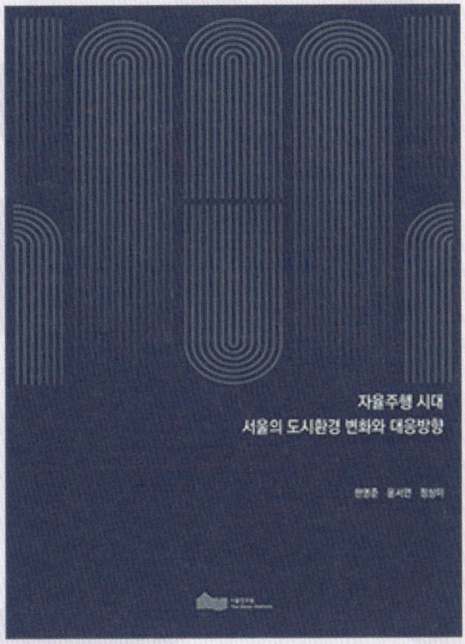

스마트시티와 도시전문가

21세기 젊은 세대에게 일상적인 도시 삶 속에서 없어서는 안 될 것들을 선택하라고 한다면, 아마도 인터넷과 스마트폰이 상위를 차지할 것이다. 기성세대들에겐 이러한 기기들이 없어도 일상의 삶을 영위하는 데 크게 불편하지 않을 수 있고, 오히려 인터넷과 전화가 절연된 곳에서 살고 싶어 하는 사람들이 많기도 하지만, 첨단 기술을 활용한 도시적 삶에 익숙해진 미래도시공간의 주 이용자인 젊은 세대와 청소년들에겐 필수불가결한 것이 되고 있다.

역사적으로 볼 때, 도시는 기술발달과 더불어 많은 변화를 통해 편리한 도시생활을 이끌어 왔지만, 현대도시는 기후변화, 자연재해, 교통문제, 사회 안전, 환경오염 및 에너지 고갈 등 도시 전반에 걸쳐 심각한 도시 문제들이 나타나고 있다. 이로 인해 도시민들의 삶의 질은 저하되고 있는 실정이며, 대한민국 국민들의 행복 수준도 세계 중·하위권으로 일자리, 복지, 환경·안전 및 문화·여가 분야에서도 삶의 질 만족도가 낮은 실정이다.

최근 하절기엔 기후변화로 인해 사상유래를 찾아볼 수 없는 폭염이 연일 나타나고 이로 인해 사회적 약자들의 도시적 삶은 더욱 어려워지면서 에너지 복지를 실현하자는 주장도 대두되고 있다. 이와 같은 현대적 도시문제에 직면하면서 최근 ICT와 AI를 통한 새로운 변화의 시대가 오고 있음에 이를 바탕으로 한계에 봉착한 도시문제를 해결하고자 하는 노력들이 전 세계적으로 확산되고 있다. 이러한 노력을 대표적으로 보여주는 것이 "스마트 시티(Smart City)"라는 도시만들기 노력으로 비도시분야인 바이오 및 뇌공학과 전문가와 함께 도시를 만들어 갔었다는 것이다. 이러한 변화는 우리가 살아가야 할 도시가 첨단과학 기술과의 접목 그리고 융합과 협업이라는 시대적 변화 요구를 받아들일 수밖에 없다는 커다란 변화를 나타내주는 사례이다.

스마트시티라는 용어는 초기엔 매우 생경한 도시모델로 생각되었지만, 도시 전문가들에겐 완전히 낯선 개념이거나 새로운 도시모델로 간주되지는 않았었다. 왜냐하면 도시의 역사를 살펴보면 도시는 항상 많은 문제를 가지고 있었지만, 인류는 그 시대에 가지고 있던 첨단 기술을 활용하여 도시문제를 해결하면서 그들에게 적합한 도시를 만들었기 때문이다. 단지 그 시대에는 스마트(smart)라는 단어가 접두사인 형용사로써 도시라는 명사 앞에 붙여지지 않았을 뿐이다.

예를 들어 산업혁명 이후 도시인의 건강을 해치는 환경오염 문제를 해결하기 위해 식수, 햇빛, 상하수도 및 도로포장 등 위생기술을 이용해 건강도시를 구현하였고, 도시 내 인구집중으로 인해 고밀도 개발로 도시문제를 해결하고자 엘리베이터나 철골 같은 건축기술발달로 수직적 도시와 전차와 기차와 같은 교통기술 발달로 수평적 도시를 만들어 인구를 수직적·수평적으로 분산시킬 수 있는 도시공간도 만들었다. 또한 2차 세계대전 이후 도심지역 내 높은 주택가격과 자연환경에 대한 그리움을 자동차기술의 발달을 통해 자동차 중심의 교외도시를 만들어 해결하였다. 하지만, 도시문제는 그 당시의 첨단기술로도 완전하게 해결할 수도 없고 또 다른 문제를 발생시키며 다음 세대로 넘어가기에, 오죽했으면 도시학자인 호스트 리텔과 멜빈 웨버(Horst Rittel and Melvin Webber)는 “Dilemmas in a General Theory of Planning, (1973)”에서 도시문제는 ‘사악한 문제(Wicked Problem)’라고 명명했을 정도이다.

그동안 새롭게 나타나고 있는 도시들은 도시만들기 노력에 그 당시의 신기술을 접목시켜 이름만 다를 뿐 스마트시티를 구현하고자 하는 노력을 했었다고 평가할 수 있을 것이며(“스마트시티=도시만들기 + 신기술”) 현재도시는 지금의 첨단기술을 활용하고자 노력하고 있는 것이다.

이런 맥락에서, 현대 도시전문가들은 도시민들이 살아가는 물리적 영역분야에서 첨단기술을 통해 저비용으로 도시문제를 해결하고 도시관리를 효율적으로 하려는 접근방식에 주목하고 이를 통해 도시민의 삶의 질을 높이는 노력에 동참해야 할 것이다. 이와 더불어 도시공간 거주자들의 삶의 질을 높이는 미래도시를 만들기 위해 다음과 같은 노력을 기울일 필요가 있다고 본다.

첫째, 우리를 둘러싼 기술의 변화를 알고, 체험하면서 변화 추이를 예상해 보아야 할 것이다. 개인적으로 기술에 쉽게 접근하는 사람이 있고 그렇지 않은 사람도 있을 것이지만, 기술과 담을 쌓기보다는 최소한 기술변화의 흐름을 이해한다면 현재 도시인들이 살면서 직면하게 되는 도시문제를 도시 만들기 작업과정에 최소한 반영할 수 있는 기회를 마련해 줄 수 있으며 직접 구현할 수도 있을 것이다.

둘째, 미래도시 사용자들의 도시공간이용 트렌드를 파악하는 것이 필요할 것이다. 청소년 및 젊은 세대들의 공간이용 행태는 기성세대들과는 사뭇 다르게 변화되어 가는 것을 발견할 수 있는데 예를 들어, 횡단보도에 핸드폰 이용자를 위해 바닥에 신호등 색깔을 표기하는 곳들이 생겨나고, 횡단을 해야 하는데 핸드폰만을 바라보고 있어 수직적 신호등을 보지 못한다거나 보행을 하면서 서로 부딪치는 경우가 발생한다고 비판을 하는 사람들도 있다. 하지만 미래 세대들이 기술과 함께하는 삶은 그러한 행동양식을 만들어 주었고 그렇게 도시공간을 이용하고 있기에 비판보다는 도시공간을 쉽고, 안전하고 편리하게 이용할 수 있도록 해주는 노력이 필요할 것이다.

셋째, 스마트시티를 이루는 각각의 객체들을 통합하여 운영하며 도시민의 삶을 증진시키도록 하는 조정자 역할을 주도적으로 해야 할 것이다. 스마트시티와 관련하여 요소기술들이 마치 스마트시티의 모든 것인 것처럼 이해되거나 홍보되고 있는데 스마트 자동차가 마치 스마트시티의 모든 것인 양, 가전업체들은 스마트해진 가전기기들이 스마트시티의 모든 것처럼 이야기하고 있다. 즉 도시인의 삶을 윤택하게 해줄 수 있는 요소기술이 스마트시티의 주체요, 주요기술인 것으로 과대포장하며 정작 파편적인 요소 기술들이 도시민들의 전체적인 삶과 어떻게 연계되고 그러한 스마트한 삶을 살아가기 위한 그릇인 도시에 어떻게 적용되어야 하는지는 관심도 없다. 파편적인 기술들이 총합적인 도시구조 속에서 조정되고 각각의 것들이 융합해서 시너지가 발생되어 도시민들의 삶이 윤택해질 수 있도록 하는 조정자 및 코디네이터 역할을 하는 것이 도시전문가들의 역할이다.

끝으로, 첨단기술을 기반으로 한 스마트시티가 사악한 도시문제를 모두 해결할 것이라 보지 않기에 이후의 미래도시는 새로운 도시문제를 해결하기 위해 어떠한 모습으로 변화될 것인지 끊임없는 관심과 연구가 필요하다. 역사를 통해 도시계획가들은 이상도시 또는 미래도시를 꿈꾸고 제안하는 노력을 쉬지 않고 경주해 왔으며, 근대도시의 창시자인 에버네저 하워드(Ebenezer Howard)의 "Garden Cities of To-Morrow, (1898)"가 그런 노력 중의 하나일 것이다.

기술에 기반을 두고 이성과 합리성이라는 접근 방법을 통해 도시를 만들어 가는 스마트시티도 중요하지만, 사람은 비이성적이고 비합리적인 판단과 행동을 실행하고 선호하는 경향도 있기 때문에 합리성과 이성에만 기반을 둔 기술만으로 조성된 도시는 사람들에게 모두 만족스러운 곳이 될 수는 없을 수도 있어 비기술적인 접근도 고려된 도시를 만들어야 할 것이다. 미래의 기술이 어떻게 변화되고 그러한 변화가 도시만들기에 어떻게 적용될 것인지를 예단하는 것은 쉽지 않을 것이다. 그러나 도시전문가들은 이러한 변화에 머리와 가슴을 닫기보다는 열린 자세로 도시민들의 삶의 질을 향상시킬 수 있는 주체임을 인지하고 다양한 가치나 관점에서 이러한 기술들을 살펴봐야 하며, 모두의 미래도시를 위한 방안들을 모색하기 위한 정당한 사회적 결정과 선택과정도 고려하면서 또 다른 미래도시를 만들고자 노력해야 할 것이다.

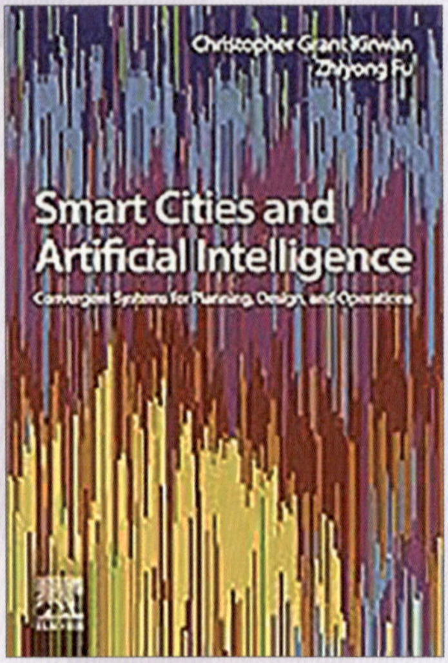
Christopher Grant Kirwan
Zhiyong Fu
Smart Cities and
Artificial Intelligence
Convergent Systems for Planning, Design, and Operations

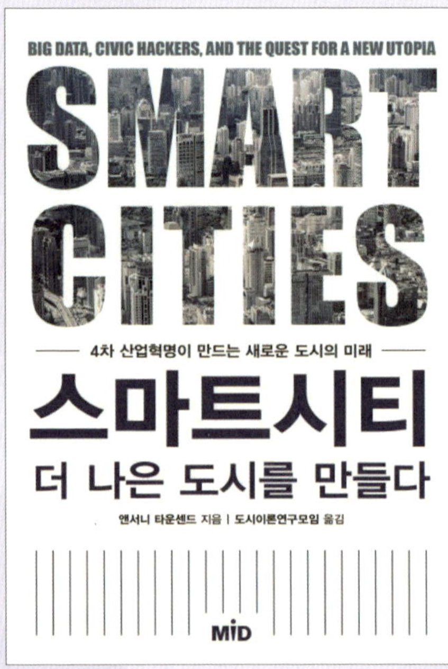
BIG DATA, CIVIC HACKERS, AND THE QUEST FOR A NEW UTOPIA
SMART
CITIES
4차 산업혁명이 만드는 새로운 도시의 미래
스마트시티
더 나은 도시를 만들다
앤서니 타운센드 지음 | 도시이론연구모임 옮김
MID

AI와 도시설계

도시설계는 마을과 도시, 거리와 공간을 설계하는 행위이며 장소를 만드는 예술로 건물군, 건물과 공간, 공간과 공간의 설계 및 향후 건강하고 지속가능한 도시 발전이 이루어지도록 도시비전, 체계 및 시행을 위한 절차를 수립하는 작업도 포괄하기에 다양한 전문 분야와 협업하면서 가능하면 많은 도시 관련 데이터를 기반으로 디자이너의 창의력을 통해 도시문제에 대한 대안을 만들어 왔다. 그러나 현대도시에서 발생하는 도시문제들은 점점 더 사악해지고 해결방안을 도출하기도 점점 더 어려워지고 있다. 새로운 기술 발전에 따른 인간의 행동과 인식이 과거와는 매우 다른 형태로 변화되고 있으며, 이와 관련된 도시 데이터들도 너무 많을 뿐만 아니라 끊임없이 생성되고 더욱 복잡해지고 있다.

이러한 복잡성을 기계적 도움을 통해 작업하는데 엑셀이나 통계 등을 통해 공간분석, 예상 및 가정을 평가, 추정 및 예측하기도 하고, GIS를 이용하여 지리정보를 데이터와 통합하여 표, 그래프 지도로 변환하여 수집, 관리 분석하고, CAD나 3차원 그래픽 도구를 활용하여 이미지들로 표현하고 있다. 이와 더불어 최근에는 복잡하고 역동적인 문제를 해결할 수 있는 대안적 방법으로서 임

달 등(Imdat etc.)이 "Artificial Intelligence in Urban Planning and Design, (2022)"에서 언급하듯이 도시설계에 AI(Artificial Intelligence, 인공지능)를 적극 활용하고 있다. SASAKI나 KPF 등 도시설계 민간분야에서는 AI와 ML(Machine Learning)을 사용하여 현장과 상황적 데이터를 체계화하고 모호함과 리스크까지도 없애려는 새로운 혁신을 통해 도시설계 과정에 변화를 일으키고 매우 기술적이고 프로그래밍이 많이 포함된 업무를 컴퓨터 프로그래머가 아닌 사람들도 접근하기 쉽게 되어 있기도 하다.

그렇다면 도시설계가들은 증강현실(AR), 가상현실(VR) 및 AI와 같은 새로운 디지털 생태계에서 어떤 역할을 해야 할까? AI 발전과 도시설계의 발전을 어떻게 연계시킬 수 있을까? 라는 새로운 도전이 다가오고 있다. AI 발전을 더욱 느끼게 하는 것 중 하나는 최근 논란의 중심에 있는 오픈 AI인 ChatGPT이며 이에 대한 장단점과 특히 학생들의 학습에 미치는 영향에 대한 다양한 논쟁 등이 나타나고 있다. AI란 쉽게 말해 인간의 지능을 모방하여 작업을 수행하고 수집한 정보를 토대로 자체 성능을 반복적으로 개선할 수 있는 시스템으로 인간을 포함한 동물이 가진 지능, 즉 Natural Intelligence와는 다른 개념이다. 2016년 알파고와 이세돌과의 바둑 대결에서 알파고가 1승 4패로 승리를 거두면서, 전 세계에 충격을 주었지만, 이 과정 중 2차전에서의 인간의 수를 뛰어넘은 알파고의 창의적인 37수와 기계를 뛰어넘는 인간이 할 수 있는 신의 한 수라고 평가받고 있는 4차전 78수는 인간과 AI의 관계를 새롭게 바라볼 수 있는 계기가 되기도 했다.

그해 도시 및 건축분야에서 AI와 관련된 커다란 혁신이 나타났는데, 두 명의 중국 건축가가 AI를 도시설계 및 건축설계에 성공적으로 적용한 Xkool을, 노르웨이에서는 건축가, 컴퓨터 엔지니어 및 재무 분석가 3명이 스페이스메이커(Spacemaker) AI를 설립하였다. 특히 스페이스메이커는 부동산 개발 초기 단계에 적용돼, 도시블록 전체에 걸쳐 100개에 이르는 기준 중 용도지역, 조망, 일광, 소음, 바람, 도로, 교통, 열섬 및 주차 등을 분석할 수 있고, 그 효용성을 인정받았는지 2020년에 오토데스크가 2억 4천만 달러에 회사를 인수하였다.

최근 마케팅 분야에서 AI가 적극적으로 활용되고 있는데, AI 단어만 들어가면 Smart가 그랬던 것처럼 사람들의 신뢰가 급상승하는 예상치 못한 현상들이 나타나고 있다. AI가 인간을 뛰어넘을 것이라든지, 인간보다 모든 일을 잘할 것이라든지, 인간의 모든 직업을 대신할 것이라 등의 전망이 나오고 있고 ChatGPT와 관련한 논란을 살펴보면 AI의 잠재성을 간과할 수는 없을 것 같다.

AI가 인간의 지능만큼 진화하면서 도시설계에 효과적인 협업 파트너가 될 수 있는 가능성은 점점 커지고 있다. 도시의 복잡화로 도시를 설계하면서 고려해야 할 변수는 점점 더 많아지고 있으며 이로 인해 창의적 설계(안)을 도출할 시간적 제약이 줄어들고 있는 것이 사실이다. 국내에서도 이미 2024년에 국토연구원에서 도시AI(Urban AI)를 소개하면서 광의의 개념에서는 도시와 AI 기술이 혼합된 AI 도시를 구현하기 위한 모든 행위를 말하며, 협의의 개념에서는 도시에서 AI 기술 도입을 통해 도시문제 해결과 지속가능성 확보를 시도하는 행위를 포괄한다고 하였다.

산업혁명 이후 사회 변화와 기술적 변화 속도는 인간의 적응 속도에 비해 매우 빠르게 진행되고 부지불식간에 도시가 변화되는 과정 속에서 많은 부정적 결과를 낳기도 하고 때로는 이러한 결과를 당연시 받아들이고 있다. 기술의 혁신적 발전에 기초한 급속한 디지털화는 도시생활의 모든 영역에 스며들고 있지만, AI 또한 인간의 창조적 능력을 강화하기 위해 활용될 수 있는 도구이기는 하나 "기술의 덫(Technology Trap)"이라는 문제를 발생시킬 수 있음도 주지해야 할 것이다. 예를 들어, AI의 보편화는 기존 노동 인구의 감소, 운전사들의 대량 해고, 소매업 종사자, 콜센터 종사자 및 보험 및 회계 회사의 실직 등 두려움을 발생시킨다.

도시설계가들은 그동안 도시의 느린 변화에 힘입어 전통적인 방식에 기초한 설계작업을 통해 점진적으로 도시를 설계하는 방식을 선호하는 편인데, 도시환경의 복잡성으로 인해 좀 더 빠르고 효율적이며 창의적인 대안들을 내놓아야 한다는 압력 속에서 앞으로는 AI를 설계작업 과정에서 어떻게 접목할 수 있을 것인지를 더욱 고심할 수밖에 없을 것이다. 도시설계를 혁신시킬 수 있는 AI의 잠재력에 주목해야 하며 이를 활용할 수 있는 사용자가 되기 위해서는 자신을 업그레이드해야 할 것이고, 그렇지 않으면 도시설계는 자신도 깨닫지 못하는 사이에 도태될 수 있을 것이다.

도시설계 과정 속에서 AI와 인간의 상호협업 가능성이 있는지, 과정을 알 수 없는 블랙박스인 AI가 내놓은 설계 결과물을 그대로 받아들일 것인지 등등 쟁점이 산재해 있다. 그러나 중요한 것은 도시를 설계하면서 AI와 같은 새로운 기술을 접목할 수 있다면 비생산적인 노동의 간소화를 통한 도시전문가 자원을 좀 더 효율적으로 활용할 수 있을 뿐만 아니라 사회적 형평성과 시민 편의를 증진시키는 대안들도 도출해낼 수 있을 것이다. 그러한 과정에서 AI가 인간 도시설계가를 대체하는 것이 아니라 인간과 AI 간의 협력모델을 통해 인간은 도시의 개념설계를 생성하고 AI가 설계작업을 진행함으로써 지속가능한 도시를 만드는 데 매우 유용한 도구로써 AI가 사용될 수 있을 것이다.

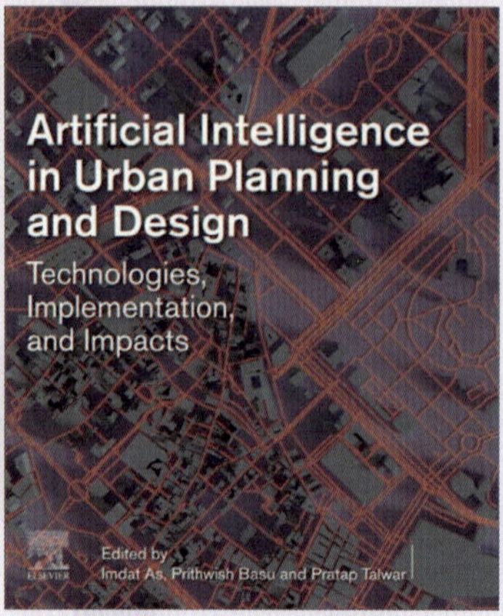
Artificial Intelligence in Urban Planning and Design
Technologies, Implementation, and Impacts
Edited by
Imdat As, Prithwish Basu and Pratap Talwar

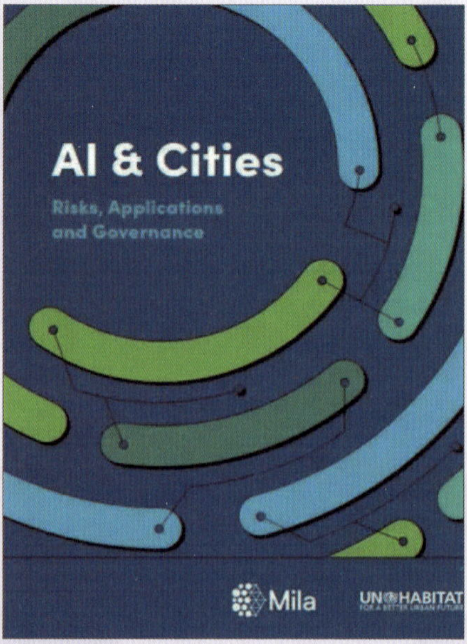
AI & Cities
Risks, Applications and Governance
Mila
UN HABITAT

맺는 글

2013년 "도시재생활성화및지원에관한특별법"의 탄생과 더불어 시대적 대전환기에 돌입한 우리 도시는, 더 이상 피할 수 없는 도시의 노후화에 대한 대책 마련을 위해 도시재생과 관련된 지식 및 패러다임 형성, 사례연구, 서적발간, 교육 및 인력 양성 등이 진행되고 있었다. 그러던 중 "공공주택특별법"에 따라 2018년 발표된 '3기 신도시'는 인구감소 및 주택수요 변화로 2기 신도시 이후 상당 기간 대규모 신도시를 조성하는 도시정책은 없을 것으로 예상했던 많은 도시전문가들에게 새로운 활력을 열어주었다.

하지만 지난 10여 년간 도시재생 분야에만 집중하다 보니 신도시 관련 도시설계 분야의 참여기회가 제공되었음에도 불구하고, 3기 신도시가 가져야 할 도시 패러다임은 무엇인지? 미래도시와 관련된 계획내용들은 어떠한 것들이 있는지? 도시공간구조 및 생활권계획은 어떠해야 하는지? 부분별 계획내용은 무엇을 담아야 하는지? 인허가를 위한 지구계획 수립과정은 어떻게 진행되어야 하는지? 등등 신도시 조성과 관련한 지식 토대의 공백으로 3기 신도시 조성 발표 후 많은 혼란이 있었다. 이런 현상은 지구계획 수립과 인허가를 담당하는 종합 엔지니어링회사, 공기업 담당직원 그리고 지자체 공무원들의 모습 속에서 쉽게 찾아볼 수 있었다.

3기 신도시 후보지가 발표되고 UCP(Urban Concept Planner)를 통한 지구지정 및 MP를 통한 지구계획수립 등이 시행되고 있는 가운데, 그나마 다행히도 LHI에서 "3기신도시개발전략및계획기준(2020)"을 발표하였지만, 자세히 살펴보면 1기 및 2기 신도시를 만들 때 기준이 되었던 "택지개발촉진법"과 "지속가능한 신도시계획기준"에서 크게 벗어나지 못하였고 구체적 기준과 설계지침들이 없어 가이드라인 역할을 하지 못한 채 3기 신도시 사업들이 앞서 진행되어 오히려 계획 및 설계 자율성이 더욱 부여되고 있다라는 자조적인 평가가 대두되기도 했다.

3기 신도시 조성과 관련한 이런 혼란이 발생한 원인을 살펴보면, 그동안 도시에 대한 이론과 연구를 중시하는 학계 및 설계안을 만드는 업계 간에 도시설계 지식생산을 위한 협업이 지속해서 이루어지지 못한 것이 가장 큰 이유일 것이다. 두 번째로는 도시계획 관련 이론 및 토지이용계획 등 전통적인 도시 핵심영역에 관한 연구가 줄어든 것처럼 도시설계 관련 이론, 토지이용설계 및 도시형태 등에 관한 연구도 줄어들었을 뿐만 아니라, 이 분야에 대한 신진학자

배출이 이루어지지 않았던 것이 사실이다. 도시 관련 학술대회를 살펴봐도 전통적인 도시분야에 대한 발표자도 없을 뿐더러 발표 세션도 마련되지 않았고 전통적 과목을 강의할 강사 초빙도 어렵다. 민간처럼 시장에서 소비자가 원하지 않는 제품이 더 이상 생산되지 않는 것과 유사한 경향을 보이는 것이다.

물론 도시가 나날이 복잡해지고 사회·경제적 변화가 빠르게 진행되다 보니, 이런 요구에 부응하는 외연적 확장 및 새로운 분야의 연구 필요성으로 신진학자들이 전통적 학술부문에 관한 관심이 덜해진 것도 사실이다. 또한 신도시와 관련한 이론과 지식을 현장에서 실현할 기회가 지난 10년간 단절되어 지식생산을 위한 노력과 경험도 축소되었기 때문일 수 있다.

최근, 도시재생활성화계획 또는 3기 신도시 지구계획 수립을 담당자들이 전문가 또는 공무원들의 개인적 경험과 과거지향적이고 주관적인 판단 등에 기반하여 의견들을 제시할 경우, 어떤 근거로 관련 계획과 설계안이 도출되었는지 충분히 이해시키지 못할 뿐만 아니라 설명도 못하는 경우가 많다고 한다. 설계안에 대한 객관적인 근거를 제시하는 것 그리고 합의와 결정을 끌어내기 위해 필요한 계획 수립 절차와 방법들의 개선 필요성이 제기되고 있는 실정이다. 이런 현상은 도시설계 관련 이론 및 패러다임 변화 등에 대한 지식생산 및 학습 부족, 설계과정 속에서 이루어지는 창의적 고민에 대한 기록 부족, 설계과정에 대한 객관적인 이해 및 논리적 사고 부족 그리고 설계안에 대한 사후 평가 부족 등이 주요 원인이라 판단된다. 도시설계이론 연구는 연구방법론을 통한 연구결과를 연구논문으로 게재함으로써 이론 관련 도시설계 지식을 확장시키고 있으나 또 다른 중요한 축인 설계 실무 분야는 프로젝트가 끝난 후 시간 및 예산 부족으로 설계 과정 전체에 대한 기록이 거의 존재하지 않거나 설계지식을 확장시킬 수 있는 설계논문 그리고 기록물 또는 서적으로도 발간되지 않아 도시설계 지식을 양산하지 못하고 있다.

설계실무에 관심 있는 일반인들은 도시설계(안)을 도출하기 위해 사용된 도시설계 이론과 패러다임은 무엇일까? 도시설계과정에서 어떠한 합리적·논리적 사고와 추론을 적용하였을까? 도시설계가 문제 해결과 설계(안) 도출을 위해 어떤 설계과정을 사용했을까? 등등을 매우 궁금해한다. 물론 설계라는 것이 완전히 논리적이거나 과학적인 담론에 의해 완전히 통제되지 않는 직관성, 창의성 및 미적 감각을 가져야 한다는 것에 동의한 안건혁(2010)도 도시설계는 "미적 감각+창의성"이 필요하다고 하였으나, 미래사회에서는 Data 중심의 과학적이고 객관적인 설계를 더욱 요구할 것이다.

유능하고 경험이 풍부한 도시설계가는 직관을 사용하여 좋은 디자인(good design)을 제시할 수도 있지만, 프로젝트가 더 복잡해지고 다면화되면서 설계가의 직관만으로 성공적인 설계를 담보하기에는 한계가 있을 것이다. 그러나 연구와 설계 간의 협업이 이루어지면 연구자와 설계자가 각각의 분야에서 가진 한계점을 극복하고 시너지 효과를 통해 이런 한계를 극복할 수 있다.

연구자들은 이론에 기반을 두고 도시설계와 관련된 변수들이 도시공간 이용자들에게 미치는 영향에 대한 분석, 기록 및 가설에 대한 실험은 가능하지만, 연구 결과를 바탕으로 획득한 정보가 설계를 통해 실제 공간에 어떠한 영향을 미칠지 예측할 수 없다는 한계점을 가지고 있기 때문이다. 이와 반대로 설계자들은 사용자의 요구변화에 맞추어 도시공간에 대한 설계와 재평가가 필요한데, 이러한 결과가 이용자들에게 어떠한 영향을 미치는지에 대한 과학적이고 객관적인 분석에는 어려움을 겪게 된다. 그러나 연구자와 설계자의 협업이 이루어진다면 각각의 분야에서 독립적으로 해결하기 어려운 광범위한 차원의 문제를 해결할 수 있으며, 각각이 독립적으로 제시한 해결 방안과 관련하여 나타날 수 있는 부작용을 완화시키고 변화하는 도시에 보다 적극적인 대응이 가능할 것이다.

설계 관련 의사결정은 좀 더 과학적이고 객관적인 결과를 도출하는 연구분야와의 협력은 필수적인 것으로 연구자와 설계자의 협업에 대해 좀 더 이해하기 위해서는 설계과정의 순환과정을 살펴볼 필요가 있다. 설계과정에서 기본적인 도시설계 이론, 이미지, 자료 등을 바탕으로 프로그래밍이 설정되고 이 과정을 통해 정량적·성과적 요구사항이 제시되며 이를 바탕으로 설계(안) 및 검토가 진행된 후 최적 대안이 결정되고 건설이 진행된다. 또한 공간이 만들어지고 나서 공간이용과 적응과정이 진행된 후 평가연구가 진행되어야 하지만, 이 부분이 매우 취약한 실정이다. 이런 사후평가를 통한 분석 결과는 기본적인 도시설계 지식이 되거나 새로운 도시설계 프로젝트에서 재사용되는 과정이 진행되어야 한다.

연구자와 설계자 간 협업에 관련해서 설계자는 도시를 설계할 때 참고할 수 있는 실제 이용자 그룹을 찾기가 어렵지만, 연구자는 도시공간을 사용한 이용자, 물리적 환경, 상황과 유사한 조건에 대한 연구사례정보를 설계자에게 제공할 수 있으며 설계자는 이러한 정보를 바탕으로 여러 가지 조건을 가정하면서 최적의 설계(안) 도출과정을 진행할 수 있기 때문이다. 즉 연구자는 제공된 정보를 바탕으로 어떠한 설계결정이 효과적인지 분석할 수 있고 이와 반대로 설계자는 설계과정에서 연구자가 제공한 정보를 어떻게 활용하였는지, 설계 의도와 실제 공간 사용자가 보여준 반응은 어떠했는지 등에 대한 정보를 제시함으로써, 연구자로 하여금 더 광범위한 일반화(generalization)가 가능한 연구를 수행할 수 있는 기회를 제공해 주기 때문이다.

도시설계이론은 도시설계 연구 및 설계를 진행하는 데 필수 불가결한 것임에도 불구하고, 그동안 도시설계이론에 대한 학습, 연구 및 적용은 활발하게 이루어지지 않고 있다. 도시설계는 비교적 광범위한 분야로 인간을 위한 공간과 장소를 조성하고 개선해야 한다는 포괄적인 지식 주장이 출현하면서 전문적인 학문 분야로 자리매김하는 것이 다른 학문 분야보다 매우 늦게 시작되었기 때문이다. 도시설계이론과 관련하여 단순히 도시에 대한 이해만 제공하는 것들을 도시설계이론으로 받아들일 것인지 논란이 있는데, 이러한 이론은 도시설계에 간접적으로 영향을 미치지만, 본질적인 도시설계 이론은 아닐 수 있기 때문이다. 도시설계에 영향을 미치는 이론들은 무궁무진하게 존재하는데 그 이유는 도시설계는 사람을 고려하기에 이와 관련된 모든 전문분야와 관련이 있을 수밖에 없기 때문이다.

도시와 관련된 문제는 한 번에 해결할 수 없는데, 도시는 삶의 유적이고 삶은 지속해서 변하기 때문에 도시 모습 또한 달라질 수밖에 없다. 도시는 인간의 출생, 성장, 노력, 성공, 실패 그리고 죽음에 대한 물리적 투영이라는 성격을 가지고 있어 도시설계는 도시의 이러한 불확실성과 복잡성에 대처하면서 끊임없이 사회로부터 배우고 그에 따른 변화를 수용할 수밖에 없는 특징을 가지고 있다.

예를 들어, 도시설계는 사람을 위해 좋은 공공장소를 만드는 것을 목표로 하지만 좋은 공간을 설계하기 위한 가치과 규범은 시간의 흐름에 따라 다양하고 좋은 환경에 대한 이해와 요구도 철저하게 변화하므로 도시설계의 물리적 환경과 사용자의 요구 간의 관계는 유연해야 한다. 따라서 도시설계이론은 모든 상황에 따라 언제나 따라야만 하는 고정된 모델처럼 고정해야 하는 것은 아닐 수 있다. 도시설계의 또 다른 특징은 절대적인 참과 거짓이 없다는 것으로 도시설계 결과물에 대한 서로 다른 결정에 대하여 어떤 것이 더 좋은 것인지 또는 더 나쁜 것인지를 비교하게 될 뿐이다. 설계(안)이 최소한 이론을 바탕으로 나왔다면 결과물에 대해 확신을 가지게 되고 올바른 결정임을 입증할 수 있을 뿐만 아니라 도시공간 소비자들에게도 신뢰를 줄 수 있기에 도시설계실무에서 이론이 필요한 이유이다.

도시설계는 이론, 지식과 행동을 연결하기 위해 체계적인 과정을 통해 각각의 단계를 끊임없이 반복하면서 중요한 것부터 단계적으로 설계개념을 발전시키고 심화해 나가는 과정을 기대하고 있다. 토지이용설계의 과정을 소개한 국토학회의 토지이용계획론(2015)에서뿐만 아니라 현실에서도 반복적 심화과정과 피드백보다는 시간과 비용 제약으로 인해 대부분 단선적 과정으로 진행되고 있다. 설계는 계획수립 및 설계를 통해 상황을 변화시켜 목표로 하는 미래 지향점에 도달하려는 노력이며 물리적 설계(physical design)는 아이디어, 구상도, 도면 및 정보 등 많은 구성요소를 통합하고 도출하는 창조과정으로 여러 단계의 반복과 결정 과정을 거쳐 완성된다는 도시설계 과정의 중요성은 더욱 강조되어야 한다.

도시설계핸드북(2010)에서는 도시를 설계하는 일은 도시설계과정이 진행되면서 점차 구체화된다고 하지만, 도시설계과정이 수년간 개발되면서 이를 모형화하려는 많은 노력도 나타나고 있다. 도시설계과정과 관련하여 성공적인 도시설계를 구현하는 수단으로 하미드 쇼바니(Hamid Shirvani)는 "The Urban Design Process, (1985)"에서 설계방법을 6개의 그룹으로 분류하고 각 방법에 대한 과정을 제시하기도 하였고, 존 자이젤(John Zeisel)은 "Inquiry by Design, (2006)"에서 설계의 5가지 특성을 기술하고 있으며 도시·건축·경제 등 복합성과 복잡성을 지닌 영역에서는 정답이 없음에도 불구하고 설계자들은 단일한 최적(안)을 찾으려는 목표를 가지는데 이를 포기하는 것이 필요하며 최초설계시부터 최종설계결정까지는 나선형 순환구조로 지속적으로 수렴해 가는 과정을 거친다고 하였다. 정답적인 설계(안)은 없지만, 허용 가능한 범위에 도달한 후 여러 대안 중 최종 선택은 Risk를 최소화할 수 있는지 그리고 대안이 현실적인 여건에 적합한가를 고려해 최종설계(안)이 채택된다.

지금까지 논의한 도시설계분야의 연구와 설계 협업의 중요성, 도시설계 이론의 중요성 및 도시설계과정의 중요성을 바탕으로 도시설계지식 생산을 위해 다음과 같은 노력이 필요할 것으로 본다. 첫째, 도시설계이론 및 패러다임 변화 등에 대한 교육이 필요하다. 도시설계사무소에서 활동하는 도시설계가들은 주로 학사만 졸업한 분들이 많아 도시설계이론과 패러다임 변화와 관련한 내용을 충분히 학습하지 못하고 설계현장에 투입되는 경우가 대부분이다. 따라서 지나치게 설계안 도출에 치중하는 교육보다는 이론과 연계된 "이론 + 실습"의 교육이 필요하다. 둘째, 도시설계과정을 통해 설계적 사고 훈련과정이 필요하다. 설계과제가 주어질 때 설계(안)을 곧바로 도출한다든지 결과물을 지나치게 중시하는 경향이 많은데, 중요한 것은 설계과정 속에서 문제를 인식하고 이를 해결하기 위한 목표를 설정하고 대안을 탐색하는 논리적 사고 과정을 학습하는 것이다. 각 단계별로 설계를 진행하면서 충분한 토론을 통해 합리적이고 체계적인 접근에 익숙할 필요가 있다. 셋째, 설계프로젝트에 대한 기록화는 필수사항이 되어야 한다. 도시설계프로젝트에서 도출된 문제점, 아이디어, 대안 및 설계결정 과정 등 최종설계(안)에 도달할 때까지 일련의 도시설계과정에 대해 기록하고 발간하는 것은 필수 작업이 되어야 할 것이다. 넷째, 도시설계과정에서 프로그램과 피드백의 중요성이 더욱 강조되어야 한다. 국내에서는 일반적으로 프로그램 수립 과정이 간과되는 경우가 많은데 프로젝트 운영, 물리적 요구사항 결정 및 설계에 대한 품질 수준 기대치를 명확히 재판단해 볼 수 있다. 또한 설계과정은 끊임없는 피드백 과정을 반드시 거치도록 하고 설계과정 단계를 단선적이기보다는 서로 중첩되고 상호연관성 속에서 진행될 수 있도록 해야 할 것이다. 다섯째, 연구자들은 설계업무에 적극적으로 참여하는 노력이 필요한데, 물론 공공의 경우 지나칠 정도로 경력이란 잣대를 통해 제한적으로 공공프로젝트에 참여할 수 있는 기회를 연구자들에게 제공하고 있지만, 지금은 도시재생 총괄코디, 신도시관련 UCP 및 MP 그리고 지구단위계획 수립 및 재정비 MP 등과 같은 기회가 훨씬 많기에 이러한 기회를 적극 활용하여 연구자들이 설계실무에 더욱 참여하여 이론-실무 관련 도시설계 지식생산을 적극적으로 주도해야 할 것이다.

이론연구와 설계실무를 경험하면서 그리고 그동안 학생들을 교육하면서 도시설계 관련 서적 내용이 도시를 설계하는 과정에 얼마만큼 중요한 것인지 그리고 설계실무를 하면서 부딪히는 쟁점들이 연구결과를 통해서 해결해 나갈 수 있다는 것을 지금에서야 알게되었다. 그리고 사람들은 도시공간에서 개인의 영역을 넘어 도시 내 공공영역에 대해 좀 더 많은 신경을 써야만 하고, 이러한 사고가 지속가능한 도시를 설계하고 그러한 도시에서 살기 위해 반드시 지켜야 할 중요한 가치임을 조금씩 깨닫게 되는 것 같다.

마지막으로 "우리가 알아야 할 도시디자인 101, (2018)"에서의 글을 인용하면서 마치고자 한다.

> *"도시설계가의 계획과 도면은 최종 답안이기보다는 논의를 돕는 수단이다. 도시설계가는 어떤 면에서 에고이스트(egoist)가 되어야 한다. 물리적인 환경과 그 안에서 살아가는 사람들의 삶을 형성하는 데는 자신감, 신념, 담대함이 필요하다. 동시에 도시설계가는 모든 것을 통제하거나 소소한 것까지 다 조정하려는 욕망을 자제하여야 하며, 전체 과정이 단 한 사람에 의해 이루어지지 않는다는 것을 받아들여야 한다. 도시설계가로서는 당황스럽겠지만, 이 점은 도시설계작업이 매력적인 이유이기도 하다. 설계가는 작업이 끝난 이후에도 스스로를 초월하여 사람들의 삶을 형성하는 노력에 끊임없이 참여하게 된다."*

당신을 위한
도시 닥터 처방전

2024년 11월 15일 초판 1쇄 발행
2024년 12월 26일 2쇄 발행

지은이 이제선
펴낸곳 연세대학교 출판문화원
주소 서울특별시 서대문구 연세로 50
등록 1955년 10월 13일(제9-60호)
전화 02) 2123-3378~80
팩스 02) 2123-8673
전자우편 ysup@yonsei.ac.kr
홈페이지 http://press.yonsei.ac.kr
인쇄 네오프린텍(주)

ISBN 978-89-6850-898-1(93530)

값 18,000원